Leitsymptome in der Aurachirurgie Band 6

AF206485

*Meiner Familie gewidmet.*

Mathias Künlen

# Leitsymptome in der
# **Aurachirurgie**

## **Medizin im**
## **21. Jahrhundert**

## **Band 6**

Impressum:
Herausgeber: IFA Institut für Aurachirurgie AG, Fürstentum Liechtenstein
Autor: Dr. Mathias Künlen
Lektorat: Petra Kienle, Irmgard Wagner
Layout: Carsten Kienle
Umschlaggestaltung: Dr. Mathias Künlen, Carsten Kienle
Internet: www.aurachirurgie.me
E-mail: info@aurachirurgie.me


© 2018
Herstellung und Verlag: BoD – Books on Demand, Norderstedt.
ISBN: 9783746061214


Bibliografische Information der Deutschen Nationalbibliothek

Die Deutsche Nationalbibliothek verzeichnet diese Publikation in der Deutschen National-
bibliografie; detaillierte bibliografische Daten sind im Internet über http://dnb.d-nb.de
abrufbar


1. Auflage 2018

HINWEIS: Wie jede Wissenschaft ist die Medizin ständigen Entwicklungen unterworfen.
Forschung und klinische Erfahrung erweitern unsere Erkenntnisse, insbesondere was die
Behandlung von Krankheiten anbelangt.

Herausgeber und Verlag haben große Sorgfalt darauf angewandt, dass alle Empfehlungen dem
aktuellen medizinischen Wissensstand entsprechen. Für Angaben von Applikationsformen und
Therapiehinweisen kann vom Autor und Verlag keine Gewähr übernommen werden. Jeder
Benutzer ist angehalten, durch sorgfältige Prüfung und gegebenenfalls nach Konsultation
eines Spezialisten festzustellen, ob die beschriebenen Therapiemöglichkeiten im konkreten
Fall anwendbar sind. Jede Therapieanwendung geschieht auf eigene Gefahr des Benutzers.
Autor und Verlag appellieren an jeden Benutzer, ihm etwa auffallende Ungenauigkeiten
mitzuteilen.

# Inhalt

# Einleitung

Dieses Buch illustriert Fallbeispiele der Aurachirurgie anhand von Leitsymptomen. Die Reihenfolge der Leitsymptome ist absichtlich ungeordnet bzw. nicht nach Fachrichtungen sortiert. Dies entspricht dem „täglichen Brot" des praktizierenden Aurachirurgen, indem die Patienten während eines Tages ganz unterschiedliche Beschwerden präsentieren. Die Fallbeschreibungen illustrieren, wie vielfach verschlungen die diagnostischen Pfade und differentialdiagnostischen Überlegungen sein können, bis letztlich eine wirksame Therapiemethode erkannt wird. Ausgehend von einem Leitsymptom werden die aurachirurgischen Untersuchungen am Patienten auch mithilfe der nicht-linearen Systemanalyse durchgeführt. Alle Fallbeispiele stehen exemplarisch für die Vorgehensweise in der energetisch-informatorischen Methode der Aurachirurgie, eine Vorgehensweise, die sich von der morphologisch orientierten Schulmedizin unterscheidet.

Aurachirurgie versteht sich als Ergänzung zu etablierten Medizinsystemen wie der Schulmedizin oder der Komplementärmedizin. Sie erhebt explizit keinen Anspruch auf Alleingültigkeit und sollte hinsichtlich ihrer Indikationsstellung stets vergleichend abgewogen und unter Umständen ergänzend angewendet werden.

Aurachirurgie hat inzwischen einen hohen wissenschaftlichen Standard erreicht, mit der Möglichkeit zur bildlichen Darstellung und gar quantitativen Messung von seelisch-geistigen Störungen. Sowohl im Rahmen der Diagnostik als auch insbesondere in der Vorabtestung von Therapieansätzen und in der Erfolgsmessung von aurachirurgischen Behandlungen gibt es beeindruckende Fortschritte des geistigen Heilens, wie man sie bis vor kurzer Zeit noch für unmöglich gehalten hätte. Mit den in diesem Buch gezeigten Verfahren und Methoden steht die Aurachirurgie den wissenschaftlichen Standards der westlichen Schulmedizin nicht mehr nach, im Gegenteil, sie führt in Bereiche des Heilens, von denen die Schulmedizin gegenwärtig weit entfernt ist. An dieser Stelle sei betont: Geistiges Heilen mittels Aurachirurgie beschreibt keine Wunderheilung. Die Wirksamkeit und der Erfolg der Aurachirurgie ist dem speziellen Zugang zum Patienten zu verdanken, einem klar definierten und exakt anwendbaren energetisch-informatorischen Weg.

Seit Jahren arbeite ich mit großer Begeisterung als Aurachirurg. Immer wieder bin ich beeindruckt, ja geradezu verblüfft, welch schlüssigen Erklärungen ich mit dieser Methode bei meinen Patienten für ganz unterschiedliche Symptome und Krankheitsbilder finde, und mit welcher Wirksamkeit ich zur Heilung beitragen kann.

**Hinweis**: Wenn in diesem Buch von „Arzt" die Rede ist, so wird dies verstanden im Sinne dessen, der heilt. Der Begriff umfasst somit auch Heilpraktiker, Therapeuten und Heiler. Dabei beinhaltet der Begriff „Arzt" sowohl den männlichen Arzt als auch die weibliche Ärztin. Ebenso bezieht sich der Begriff „Patient" auch auf „Patientin". Um die Lesbarkeit des Textes zu erhöhen, werden hier nur die männlichen Formen verwendet.

Ruggell, Liechtenstein im Dezember 2018.

# Leitsymptome

In den folgenden Fallbeispielen finden sich zahlreiche Abbildungen der nicht-linearen Systemanalyse. Angezeigt werden immer zwei Bilder, das obere zeigt den Ausgangsbefund, das untere den Befund nach Invertierung eines Einfluss-faktors, z.B. Elektrosmog. Eine Invertierung ist an sich noch keine Therapie, sondern dient nur zur diagnostischen Eingrenzung. Sie untersucht, ob sich der energetische Befund eines Organsystems verändert, sobald man einen Kausal-faktor aus der Betrachtung herausnimmt, z.B. einen Candida albicans als Kau-salfaktor im Darm. Verbessert sich der energetische Befund bei nochmaliger NLS-Analyse durch Invertierung, so zeigt dies, dass dieser Kausalfaktor ent-sprechend verantwortlich zu machen ist für die schlechte energetische Aus-stattung des jeweiligen Organs. Bleibt der Befund hingegen gleich oder ver-schlechtert sich gar, so bedeutet dies, der der angenommene Kausalfaktor keine Rolle spielt bzw. dass die Anfrage an das NLS-Analysesystem falsch formuliert ist. Durch Invertierung lassen sich viele Kausalfaktoren schnell und unkompli-ziert prüfen: Mikroorganismen wie Bakterien, Pilze, Protozoen oder Viren, aller-gene Substanzen, Nahrungsmittel, aber auch Medikamente, die dem Patienten testweise zugegeben oder auch weggenommen werden. Auf diese Weise lässt sich untersuchen, ob ein bereits gegebenes Medikament Nutzen bringt oder eher schadet. Gleichermaßen lässt sich evaluieren, was ein neu gegebenes Medi-kament entsprechend am Organsystem energetisch verändern würde.

Die Klassifikation geschieht durch farbliche Markierungen, entsprechend den Schulnoten, 1 ist die beste Note, 6 die schlechteste (helle Vielecke die Note 1, helle Kreise die Note 2, nach oben gerichtete Dreiecke die Note 3, nach unten gerichtete Dreiecke sind die Note 4, dunkle Rauten sind die Note 5, schwarze Vierecke sind die Note 6).

# Haarausfall

**Anamnese**: Patientin, 18 Jahre alt, kommt wegen ihres diffusen seit einigen Monaten bestehenden Haarausfalls in die Behandlung.

**Aurachirurgie:**

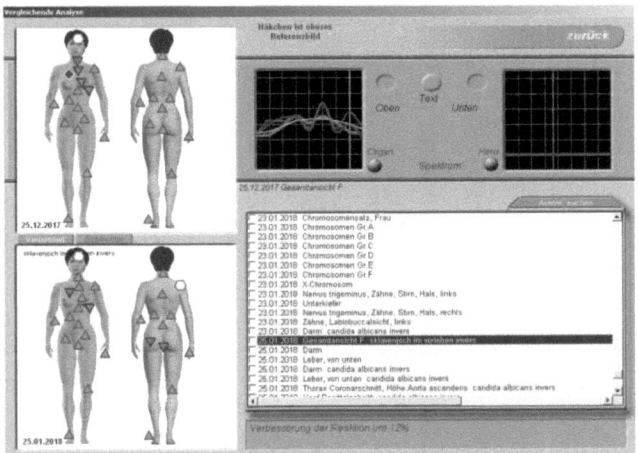

***Abb. 1:*** *Sklavenjoch in der aurachirurgischen Exploration, das sich in der NLS-Analyse andeutet, bei Invertierung Verbesserung des Befundes um 12%.*

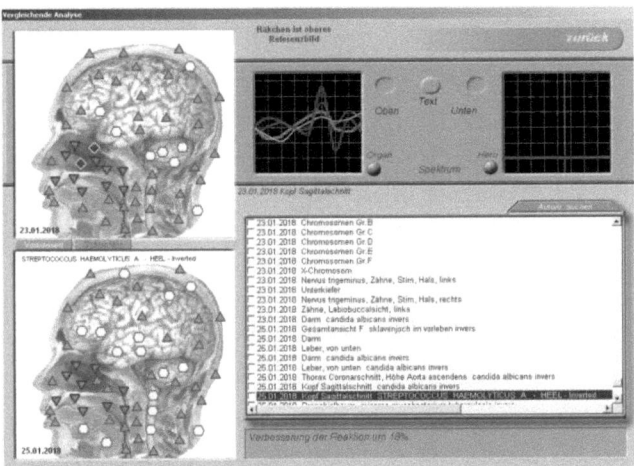

***Abb. 2:*** *Energetische Belastung mit Streptococcus haemolyticus im Mund, bei Invertierung Verbesserung des energetischen Befundes um 18%.*

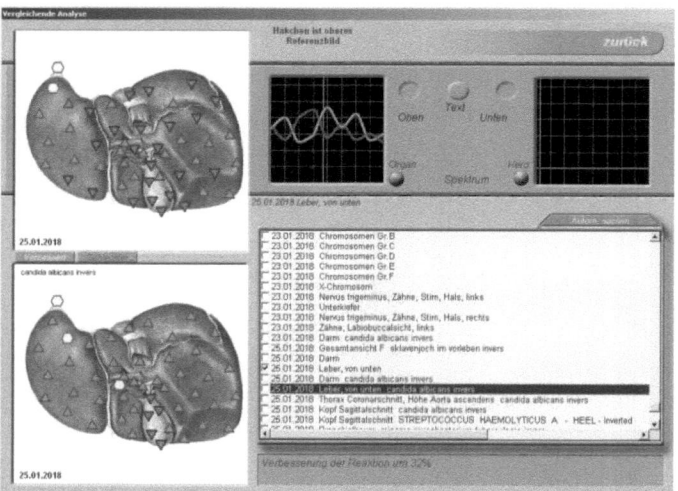

**Abb. 3:** *An der Leber energetische Belastung durch Candida albicans im Darm, bei Invertierung Verbesserung um 32%. Die Patientin beschreibt, dass sie sich nicht sonderlich gut oder bewusst ernähre, sie esse viel Fast Food und Pizza. Auch Süßigkeiten konsumiere sie sehr gern.*

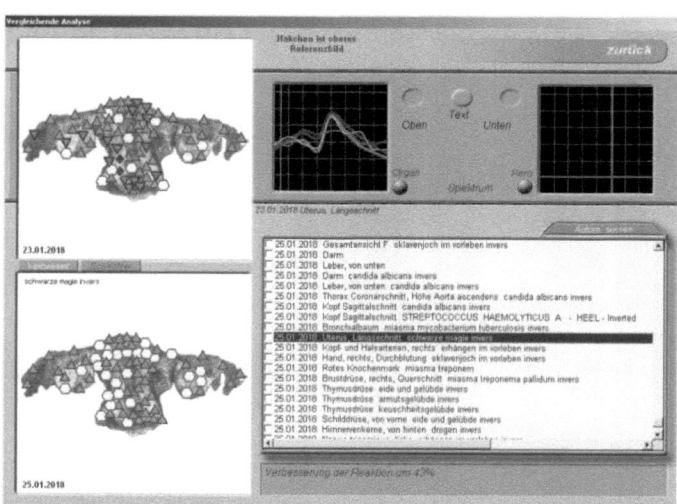

**Abb. 4:** *Am Uterus zeigt sich die energetische Belastung durch die Schwarze Magie, bei Invertierung kommt es zu einer Verbesserung des energetischen Befundes um 43%. Tatsächlich zeigt die Patientin bei der Prüfung des karmischen Musters der Schwarzen Magie eine entsprechende Resonanz im Unterleib.*

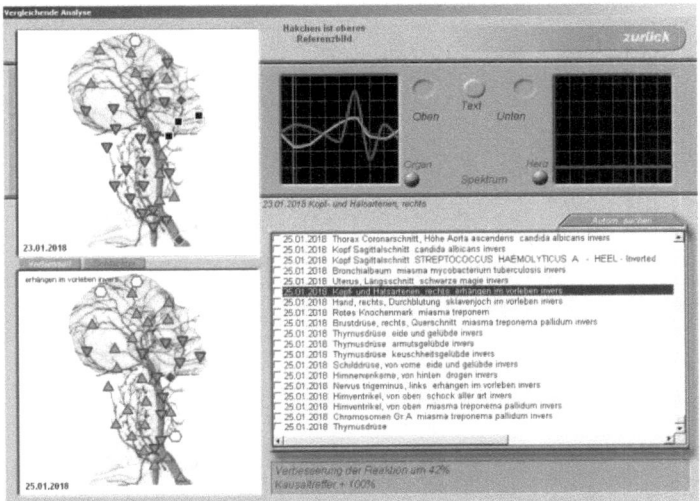

**Abb. 5:** *An den Hals- und Kopfarterien zeigt sich eine energetische Belastung, die bei Invertierung von Erhängen im Vorleben um 42% reduziert ist. In der Prüfung des karmischen Musters geht die Patientin in deutliche Resonanz, nach Entfernung des Stricks ist die Resonanz verschwunden.*

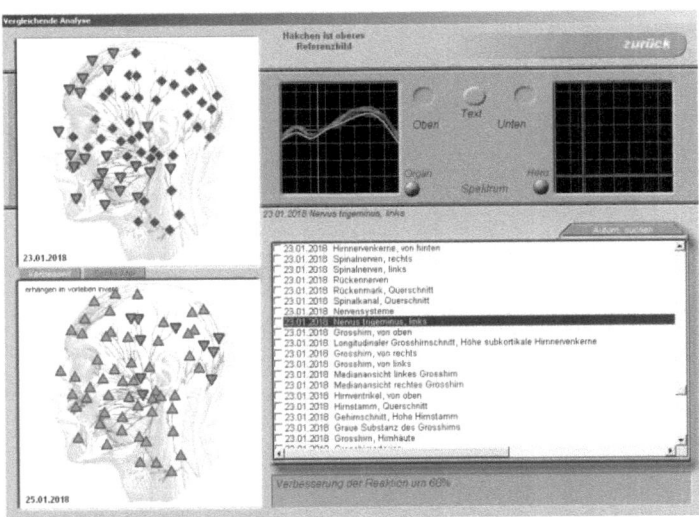

**Abb. 6:** *Das karmische Musters des Erhängens zeigt sich auch am Nervus trigeminus, wo sich durch Invertierung der energetische Befund um 68% verbessert. Klinisch gibt es hier kein Korrelat, die Patientin gibt an, keine Sensibilitätsstörungen oder Schmerzen im Gesicht zu haben.*

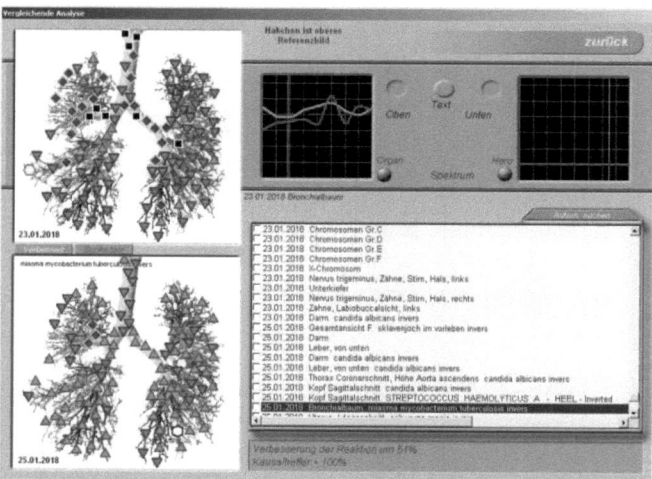

**Abb. 7:** *An den Bronchien findet sich eine energetische Belastung, die durch Invertierung des Miasma von Mycobacterium tuberculosis um 51% verbessert werden kann. Die Patientin gibt an, als Kind unter Asthma gelitten zu haben, sie habe dafür auch Sprays inhaliert. Asthmaanfälle habe sie seit einiger Zeit nun schon nicht mehr, allerdings bestehe nach wie vor eine deutliche Kurzatmigkeit beim Treppensteigen oder bei sportlichen Aktivitäten.*

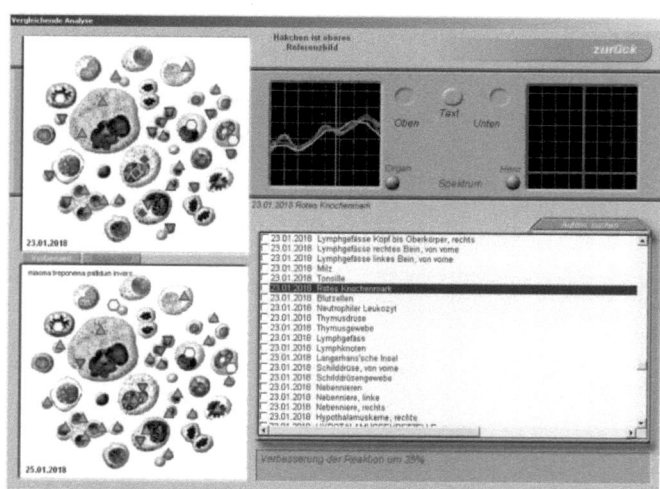

**Abb. 8:** *Am Roten Knochenmark zeigt sich eine deutliche energetische Belastung durch das Miasma Treponema pallidum mit einer Verbesserung des Befundes um 35% bei Invertierung.*

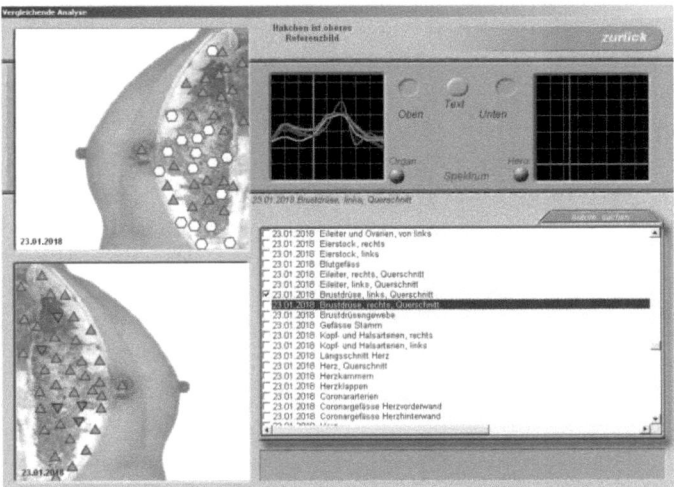

**Abb. 9:** *Deutliche energetische Differenz zwischen der linken und der rechten Brust. Auf der rechten Brust zeigen sich diverse Dreiecke nach unten = Stufe 4, was für das jugendliche Alter der Patientin deutlich auffällig ist, insbesondere als auf der anderen Seite der energetische Befund so gut ist.*

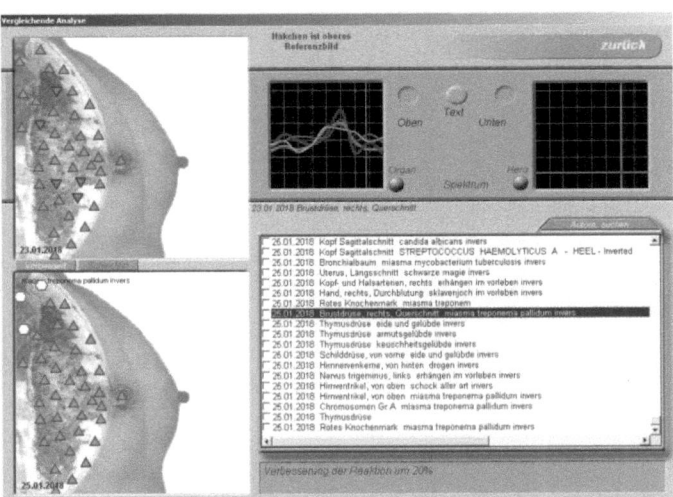

**Abb. 10:** *Die Patientin gibt an, dass sie aus einer tumorbelasteten Familie stammt: Beide Großmütter seien an Tumorerkrankungen gestorben, kürzlich auch ihre Tante. Von der Tante wisse sie, dass sie kürzlich an einem Brustkrebs verstorben sei.*

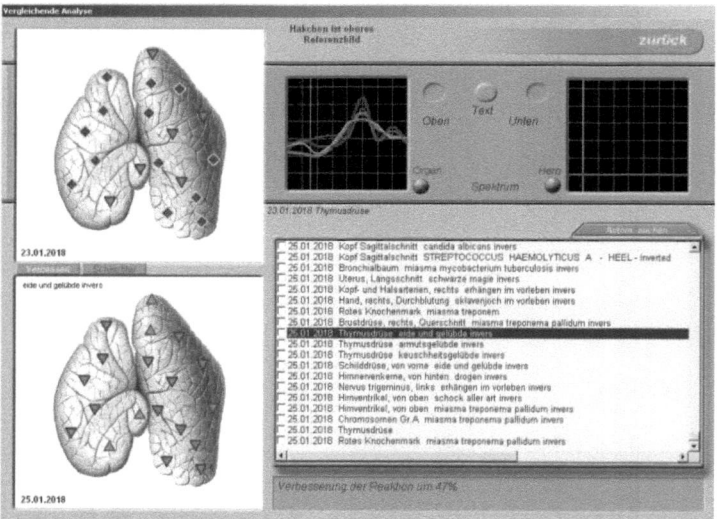

**Abb. 11:** *An der Thymusdrüse findet sich eine energetische Schwäche durch Ei-de und Gelübde mit einer Verbesserung des Befundes um 47% bei Invertierung.*

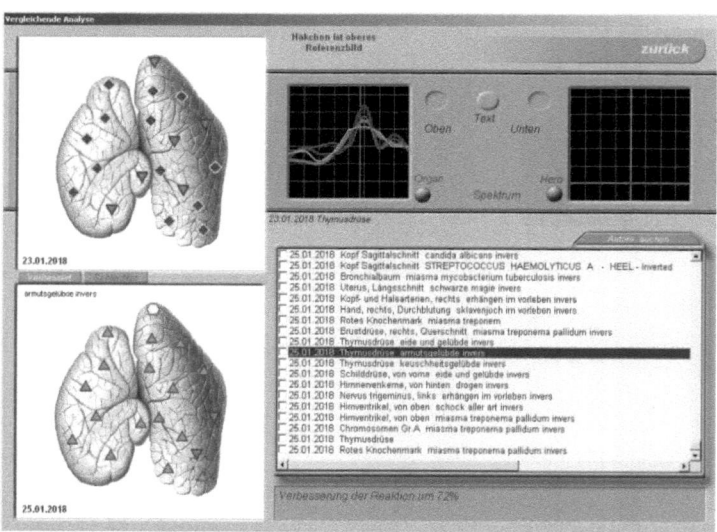

**Abb. 12:** *Bei Invertierung eines Armutsgelübdes kommt es zu einer Verbesserung des energetischen Befundes um 72%, d.h. es besteht ein schweres Armutsgelüb-de.*

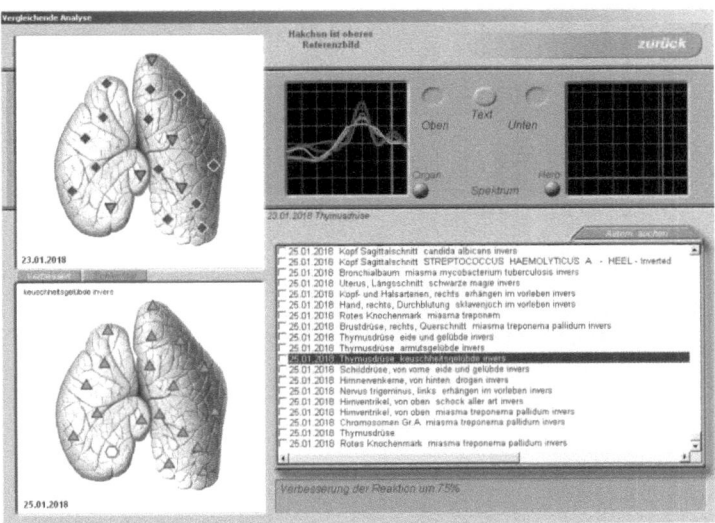

**Abb. 13:** *Bei Invertierung eines Keuschheitsgelübdes kommt es zu einer Verbesserung des energetischen Befundes um 75%, d.h. es besteht im Vergleich zum Armutsgelübde ein noch schwereres Keuschheitsgelübde.*

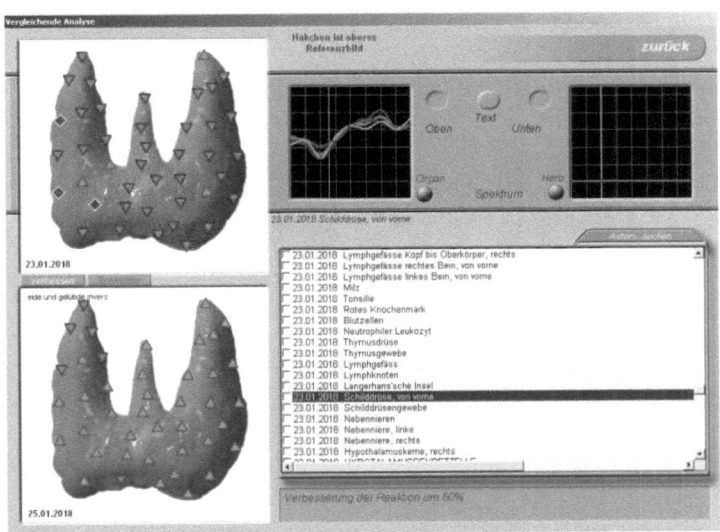

**Abb. 14:** *Die Belastung durch Eide und Gelübde zeigt sich auch an der Schilddrüse, wo es bei einer Invertierung zu einer Verbesserung des energetischen Befundes um 50% kommt.*

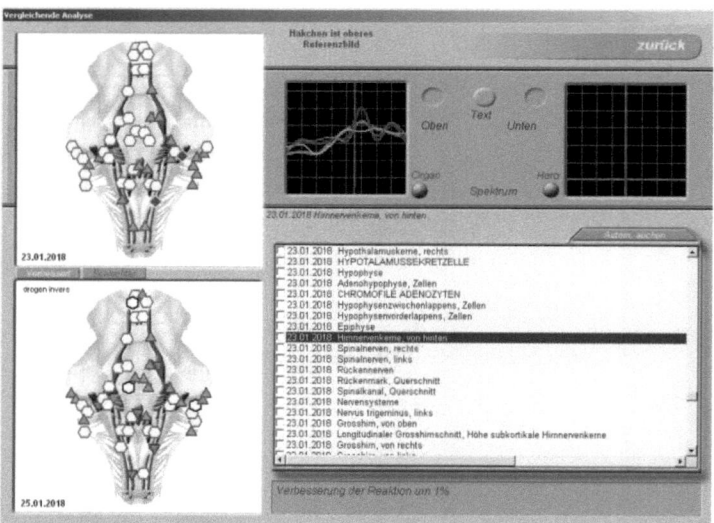

**Abb. 15:** *Auf dem Hirnstamm, den Hirnnervenkernen und den Abgängen der Hirnnerven zeigt sich eine energetische Belastung, die sich bei Invertierung von Drogen diskret um insgesamt 1% verbessert, allerdings sind alle zuvor vorhandenen dunklen Markierungen verschwunden. Die Patientin ist regelrecht geschockt und meint, sie habe früher einmal „gekifft".*

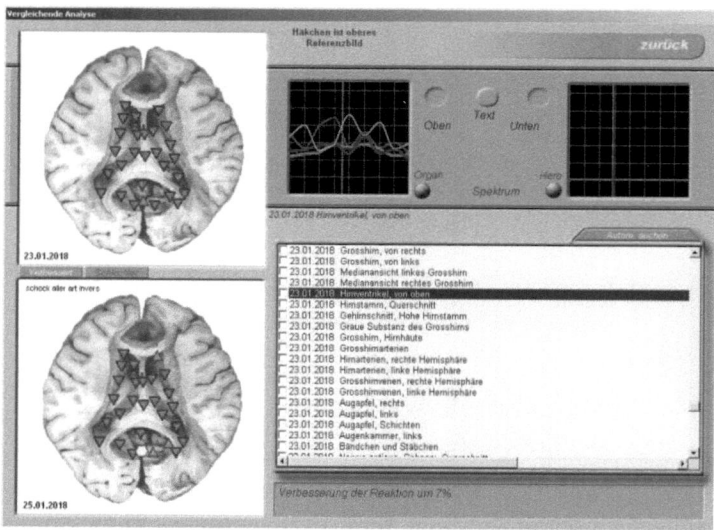

**Abb. 16:** *Mäßige energetische Belastung an den Hirnventrikeln, bei Invertierung von Schock lediglich Verbesserung um 7%.*

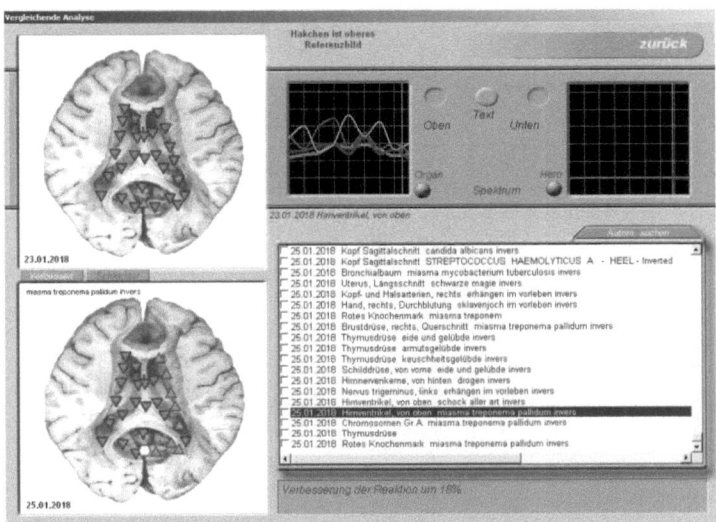

**Abb. 17:** *Bei Invertierung von Miasma Treponema pallidum Verbesserung des energetischen Befundes um 18%.*

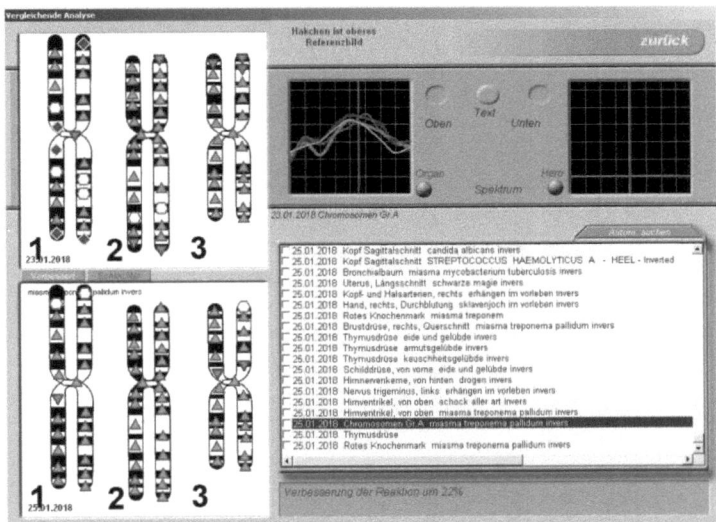

**Abb. 18:** *Auf dem Chromosom Nr. 1 findet sich eine energetische Belastung, die durch die Invertierung von Treponema pallidum vollständig verschwindet bzw. sich um 22% verbessert. Somit ist gut denkbar, dass die epigenetische Vererbung des Informationsmusters über das Chromosom 1 erfolgt.*

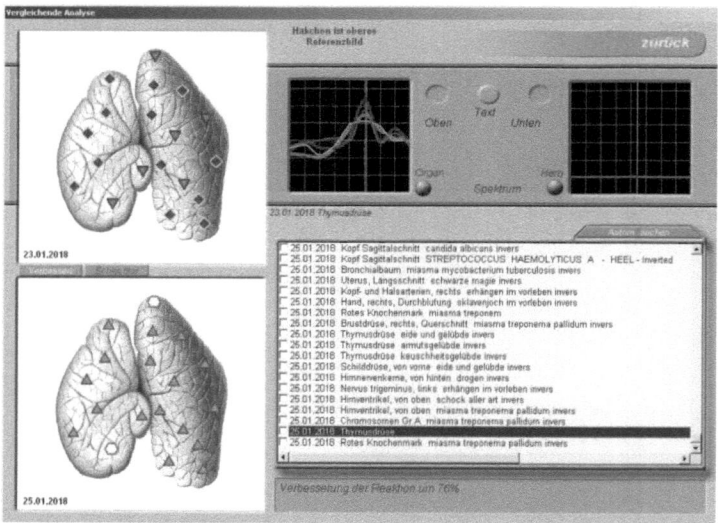

**Abb. 19:** *Nach Durchführung der aurachirurgischen Auflösungsprozedur zeigt sich der Befund an der Thymusdrüse um 76% deutlich verbessert.*

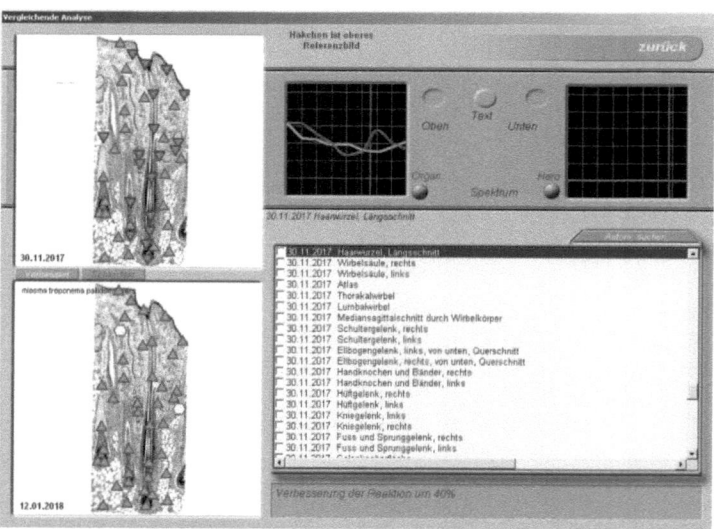

**Abb. 20:** *Haarwurzel: Es zeigt sich eine mäßig gute energetische Ausstattung, jedoch keine eindeutige Belastung. Bei Invertierung von Miasma Treponema pallidum kommt es jedoch zu einer doch deutlichen Verbesserung des energetischen Befundes um 40%.*

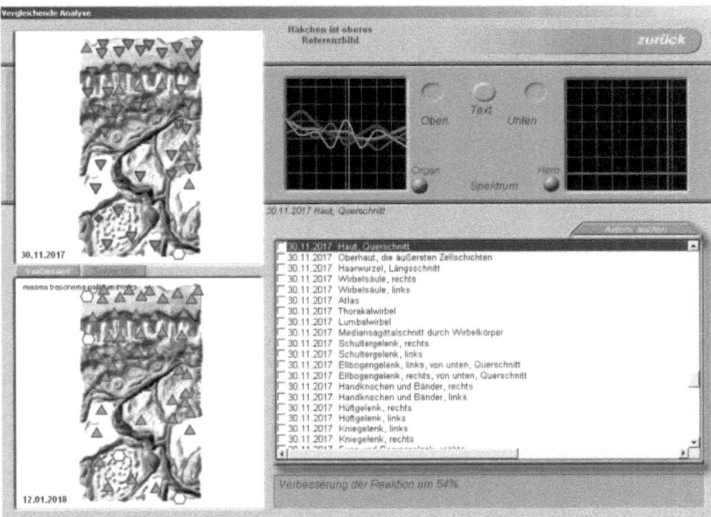

**Abb. 21:** *Hautquerschnitt: Bei Invertierung von Miasma Treponema pallidum kommt es jedoch zu einer deutlichen Verbesserung des energetischen Befundes um 54%.*

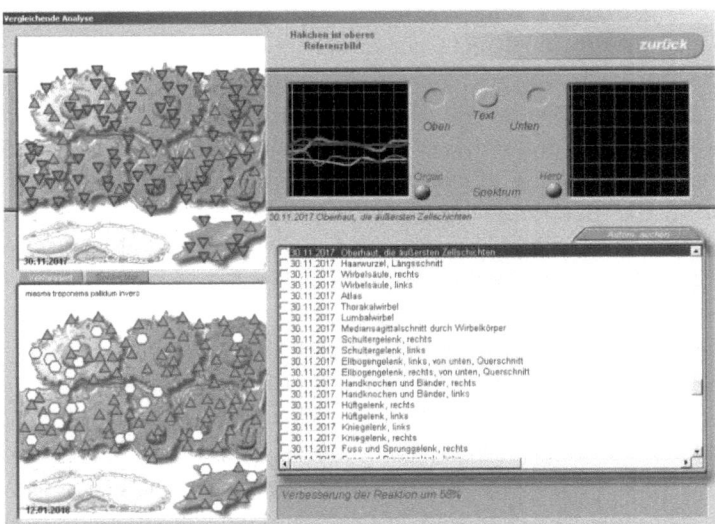

**Abb. 22:** *Oberhaut: Bei Invertierung von Miasma Treponema pallidum kommt es jedoch zu einer deutlichen Verbesserung des energetischen Befundes um 58%.*

**Bewertung:** Beeindruckend ist der energetische Unterschied zwischen der linken und der rechten Brust, bzw. die bereits vorhandene relative energetische Belastung auf der rechten Brust. Zwar sind die Markierungen mit Dreieck nach unten = Note 4 noch im Normbereich, jedoch ist dieser Befund für das jugendliche Alter von 18 Jahren nicht adäquat. Dass die energetische Belastung auf der rechten Brust durch die Invertierung von Miasma Treponema pallidum, dem Erreger der Syphilis, verschwindet, ist höchst bemerkenswert. Die energetisch-informatorische Belastung mit dem Miasma von Treponema pallidum ist von zahlreichen Patientinnen mit Brustkrebs bekannt, bzw. aus der aurachirurgischen Erfahrung findet sich keine Brustkrebspatientin, bei der das Miasma von Treponema pallidum nicht gefunden werden kann. Wohlgemerkt handelt es sich nicht um eine Infektion, sondern um eine Information, die die Patientin von einem Vorfahren geerbt haben muss. Das Miasma von Treponema pallidum wirkt in der Patientin wie ein dauerhaft im Hintergrund agierendes Selbstzerstörungsprogramm, vergleichbar einer Schadsoftware auf einem Computer. Typischerweise zeigen sich die Belastungen dabei nicht nur im Roten Knochenmark, sondern eben auch bezeichnenderweise lokoregional am Ort des Tumorgeschehens. Gut denkbar, dass sich im vorliegenden Fall bereits eine beginnende energetisch-informatorische Belastung auf der rechten Brust darstellt, die in 10 oder 20 Jahren zu einer manifesten tumorösen Erkrankung geführt hätte. Durch die homöopathische Ausleitung mit dem invertierten Informationsmuster von Treponema pallidum verschwindet nicht nur die energetische Belastung in der NLS-Analyse, sondern nach dieser Theorie wohl auch die Wahrscheinlichkeit zur Entwicklung einer Krebserkrankung der Brust. Im Umkehrschluss bedeutet dies: Jede junge Frau sollte im Rahmen einer Tumorvorsorge auf die energetisch-informatorische Belastung durch Treponema pallidum getestet und bei Bedarf entsprechend die Belastung homöopathisch ausgeleitet werden. Diese Maßnahme wäre somit eine reale Vorsorge, und nicht etwa nur eine Früherkennung, wie sie mit dem gegenwärtigen radiologischen Screenings (Mammographie) durchgeführt werden. Sehr beeindruckend ist die energetische Belastung der Haut, der Oberhaut und insbesondere der Haarwurzel in der NLS-Analyse, korrespondierend zu dem von der Patientin beklagten Haarausfall. Aus der klassischen Homöopathie ist bekannt, dass Haarausfall eine allgemeine Charakteristik und ein Leitsymptom von Syphilinum darstellt. Insofern passt der von der Patientin beklagte Haarausfall gut zu der gefundenen energetisch-informatorischen Belastung des Haut und insbesondere der Haarfollikel durch das Miasma des Treponema pallidum, wie das in der NLS-Analyse eindrucksvoll dargestellt werden kann.

# Kleinschrittigkeit

**Vorbemerkung:** Diese Casuistik beschreibt einen Patientin, der sich vor über 20 Jahren mit 69 Jahren das Leben nimmt. Nachdem Energien und Informationen nicht verloren gehen, ist es möglich, mit Hilfe der nicht-linearen Systemanalyse auch die Daten von bereits verstorbenen Patienten zu evaluieren. Das mag für manche makaber erscheinen, soll aber ausdrücklich unter Achtung der Würde des Verstorbenen die Möglichkeit eröffnen, aus den Casuistiken entsprechend wertvolle Erkenntnisse für noch lebende Personen zu deren Wohl und Heilung abzuleiten.

**Anamnese:** Der Patient erkrankt im Alter von 50 Jahren an einer Depression, was sich zunächst in einer massiven Gewichtszunahme und einer erheblichen Schlafstörung äußert. Bemerkenswert ist eine initiale hypomanische Phase vor Beginn der Depression, in der der Patient plötzlich zu rauchen beginnt. Mit dem Wechsel von der Manie in die Depression hört er wieder zu rauchen auf. Die folgenden Jahren sind von einer schweren chronisch verlaufenden Depression geprägt, von der sich der Patient zu keinem Zeitpunkt wirklich erholt. Weder sind bipolare Phasen enthalten noch zeigen sich Symptomverbesserungen innerhalb der Monopolarität. Der behandelnde Psychiater verordnet auch auf Wunsch des Patienten hoch dosiert Antidepressiva, in einer Zeit, in der diese Psychopharmaka noch erheblich mehr Nebenwirkungen verursachen als heutzutage (MAO-A-Hemmer, Antidepressiva mit schweren anticholinergen und antidopaminergen Nebenwirkungen). Auch unter der hoch dosierten Medikation verbessert sich die psychische Situation des Patienten nicht wesentlich. Eine psychotherapeutische Behandlung erfolgt ebenfalls ohne Ergebnis, wenngleich nach fremdanamnestischer Aussage die Bereitschaft für eine Psychotherapie nur eingeschränkt vorhanden ist. Der Patient leidet immer mehr unter Schlafstörungen, mit einem ausgeprägten Morgentief, hat schwere medikamentöse Nebenwirkungen mit Mundtrockenheit und Verstopfung, gegen die er abführende Präparate einnimmt. Die kommenden Jahre sind durchweg von der schweren Depressionen geprägt, einzig während der Urlaube klärt sich die Situation etwas auf, nicht zuletzt bedingt durch eine erhebliche berufliche Belastung kommt es aber gleich wieder zu Verschlechterungen. Im Alter von 60 Jahren zeigen sich die ersten Symptome eines Parkinson Syndroms, beginnend mit einer Gangstörung. Das Parkinson Syndroms spricht auf die verordneten Antiparkinsonika nur mäßig gut an. Es entwickelt sich in der Folge ein rechtsbetonter Tremor und eine erhebliche Akinese, mit posturaler Instabilität und einer Fallneigung nach links. Eine Rigorsymptomatik ist nur diskret vorhanden, ein typisches Zahnradphänomen findet sich nicht. Der Patient fällt auf durch eine deutlich nach vorne gebeugte Haltung, innerhalb kurzer Zeit kommt es zu einem erheblichen

Alterungsprozess. In den kommenden Jahren zeigt sich eine zunehmende Immobilität in Kombination mit der vorbestehenden schweren Depression. Aus Angst vor dem drohenden körperlichen Verfall und einer daraus resultierenden Pflegebedürftigkeit nimmt sich der Patient mit 69 Jahren schließlich das Leben. Er vergiftet sich mit Barbituraten und Benzodiazepinen.

**Aurachirurgie:** Die im Folgenden gezeigten NLS-Bilder sind wohlgemerkt 20 Jahre nach dem Tod des Patienten gemacht. Sie liefern ein beeindruckendes und schlüssiges Bild hinsichtlich der einzelnen Symptome, unter denen der Patient gelitten haben muss. Insbesondere zeigen die Befunde aber auch Hinweise auf das Zustandekommen dieser Symptome, die man nachträglich im Rahmen einer aurachirurgischen Behandlung hätte wohl deutlich verbessern können.

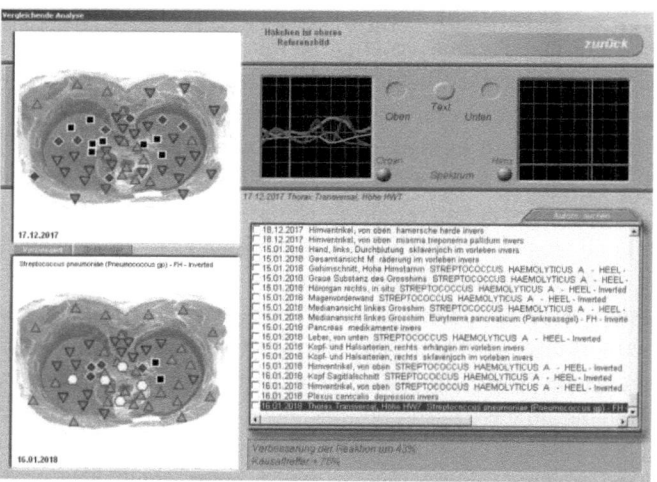

**Abb. 23:** *Energetische Belastungen auf der Lunge, aber auch auf der Muskulatur. Bei Invertierung von Streptococcus haemolyticus kommt es zu einer Verbesserung des energetischen Befundes um 47%. Der Patient leidet über viele Jahre unter muskulären Schmerzen, die hinlänglich als Symptom eines Parkinson Rigors gedeutet werden. Jedoch hat der Patient keinen eindeutigen Rigor, weshalb davon auszugehen ist, dass es sich hier vielmehr um muskuläre Ablagerungen von Toxinen handelt, die sich dort auf Grund der bestehenden Darm-Leberschädigung angesammelt haben. Entsprechend zeigt sich bei Massagen nur ein temporärer Verbesserungseffekt. Dieser Umstand ist höchst relevant, zumal viele Patienten mit Parkinson typischerweise unter muskulären Verspannungen und Schmerzen leiden, und sich immer die Frage ergibt, ob es sich um Fehlinnervationen mit Rigorbildung oder um toxische Ablagerungen durch die Störung des Mikrobioms im Darm handelt.*

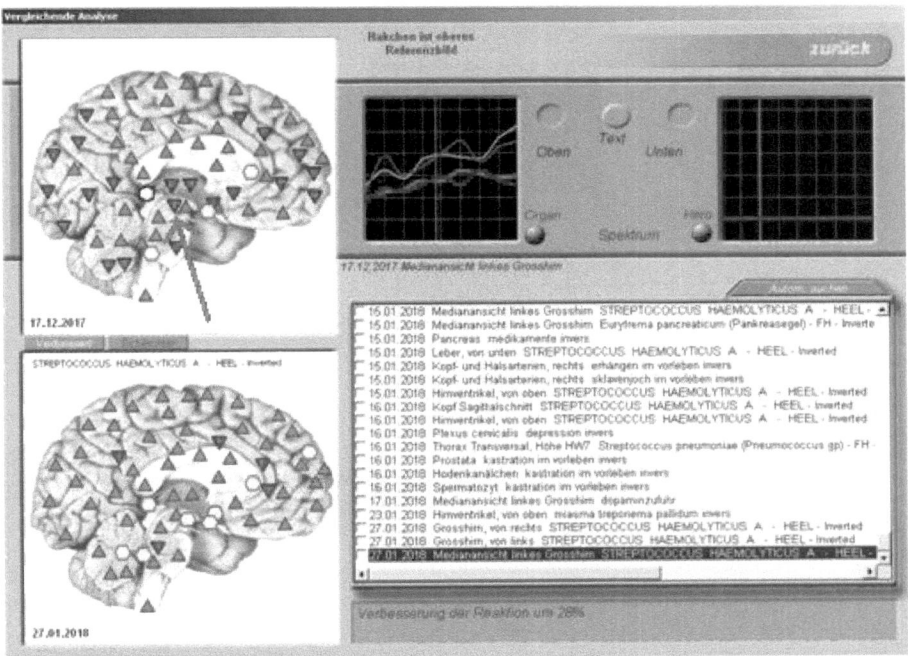

**Abb. 24:** *Markiert ist die Substantia nigra, die für die Entstehung des Parkinson-Syndroms verantwortlich ist: Man erkennt, dass die energetische Belastung keinesfalls schlecht ist (rotes Dreieck nach unten, Note 4). Bei Invertierung von Streptococcus haemolyticus kommt es zu einer Verbesserung des energetischen Befundes um 28%. Die vormals rote Markierung Stufe 4 springt um auf eine orange Markierung (Note 3), daneben findet sich gar eine gelbe Markierung (Note 2). Die Obduktion des Patienten ergibt seinerzeit tatsächlich, dass die Substantia nigra nicht deutlich entfärbt ist. Insofern handelt es sich um eine funktionelle und nicht um eine organische Störung der Substantia nigra, was von eminenter Bedeutung ist. Denn eine organische Störung ist irreversibel, eine funktionelle nicht.*

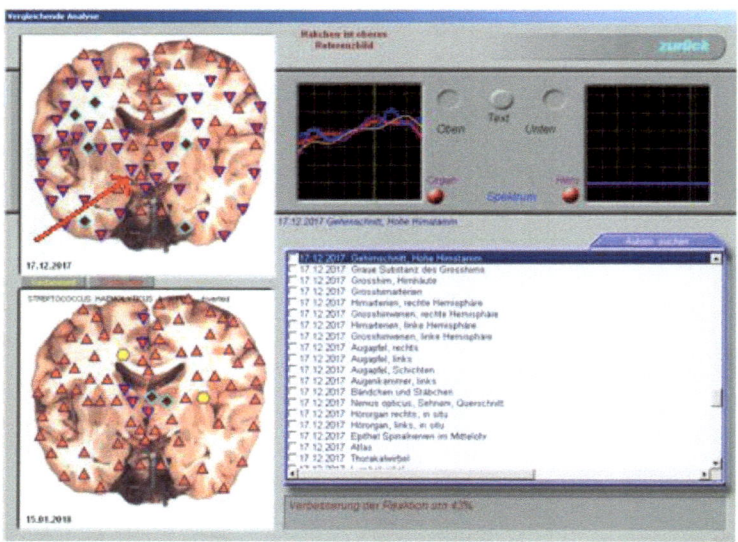

**Abb. 25:** *Markiert ist die Substantia nigra im Hirn (Stufe4), bei Invertierung von Streptococcus haemolyticus kommt es zu einer Verbesserung des energetischen Befundes um 47% (Wechsel zu Stufe 3).*

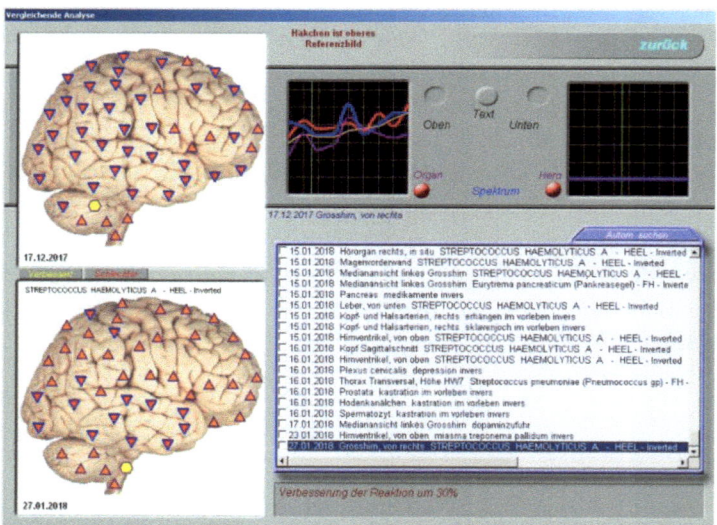

**Abb. 26:** *Großhirn von rechts, bei Invertierung von Streptococcus haemolyticus kommt es zu einer Verbesserung des energetischen Befundes um 30%.*

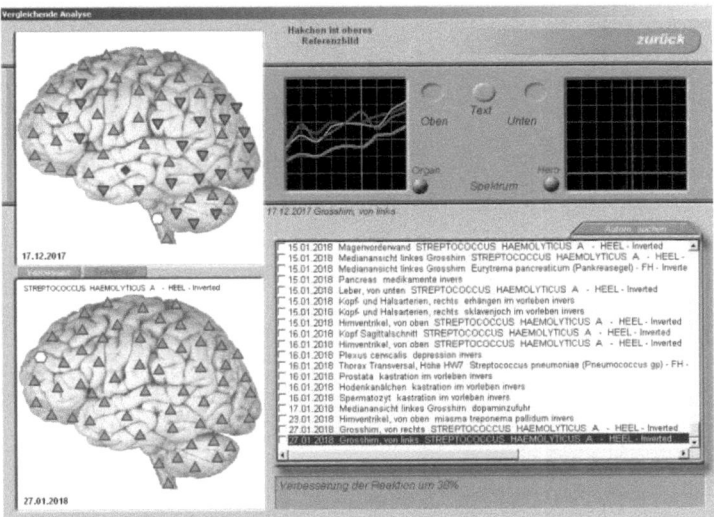

**Abb. 27:** *Großhirn von links, bei Invertierung von Streptococcus haemolyticus kommt es zu einer Verbesserung des energetischen Befundes um 38%.*

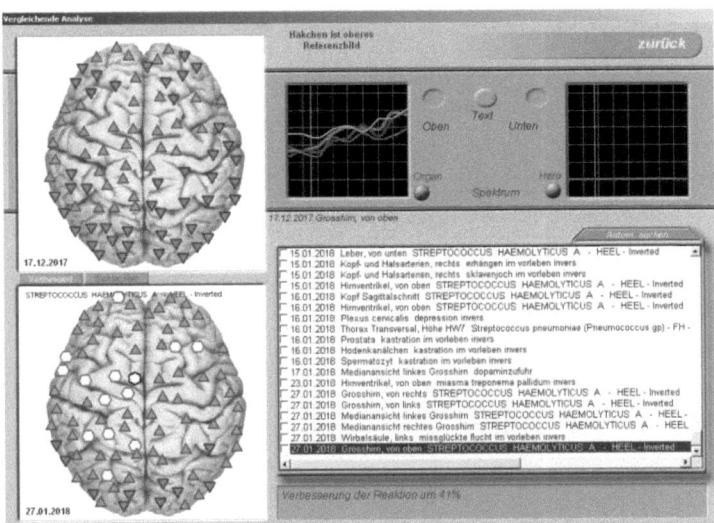

**Abb. 28:** *Großhirn von oben, bei Invertierung von Streptococcus haemolyticus kommt es zu einer Verbesserung des energetischen Befundes um 41%.*

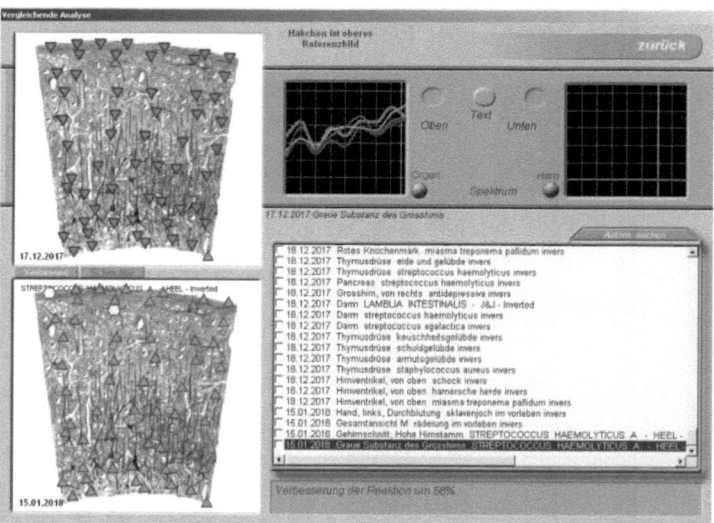

**Abb. 29:** *Graue Hirnsubstanz, bei Invertierung von Streptococcus haemolyticus kommt es zu einer Verbesserung des energetischen Befundes um 58%.*

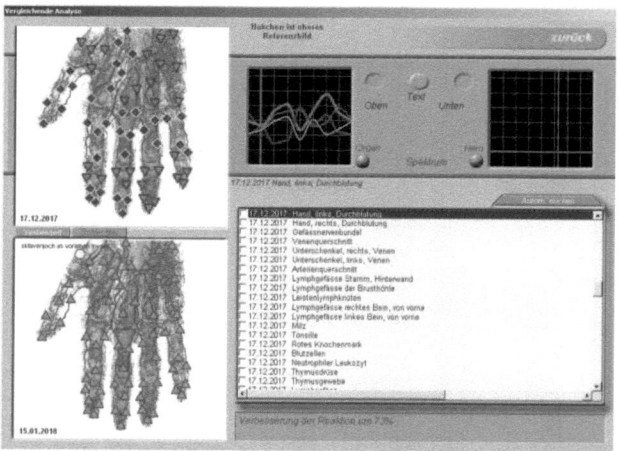

**Abb. 30:** *NLS-Analyse der linken Hand: Obwohl keine Möglichkeit mehr zur Prüfung von karmischen Mustern besteht, kann anhand des energetischen Befundes auf gefesselten Hände bei bestehendem Sklavenjoch nachträglich geschlossen werden. Bei Invertierung von Sklavenjoch im Vorleben kommt es zu einer Verbesserung des energetischen Befundes um 73%. Die Fesselung der Hände und wohl auch der Beine korreliert mit dem Umfang der gebundenen Haltung und der Akinese des Parkinson Patienten.*

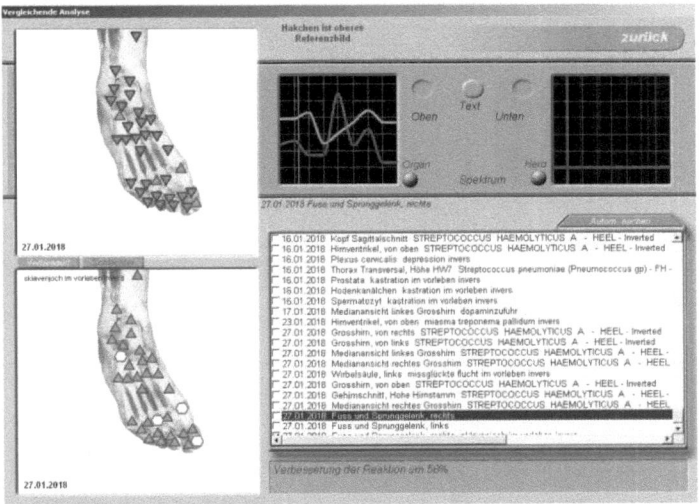

***Abb. 31:*** *Rechter Fuß: Auch hier zeigt sich die energetische Belastung, die durch Invertierung von Sklavenjoch im Vorleben zu einer Verbesserung des energetischen Befundes um 58% führt.*

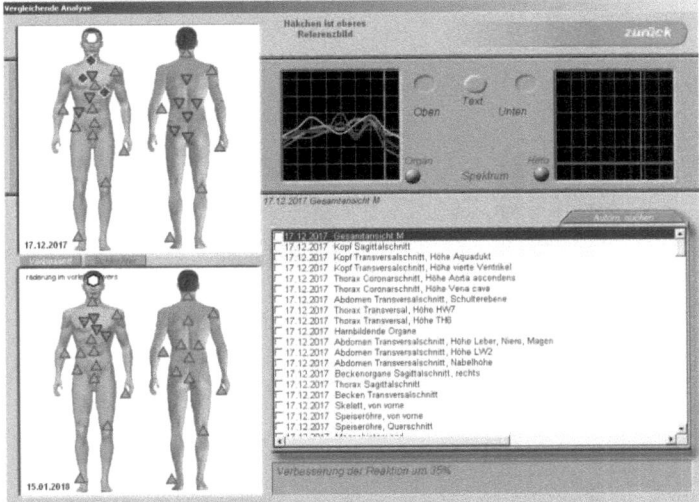

***Abb. 32:*** *Gesamtansicht: Bei Invertierung von Rädern im Vorleben kommt es jedoch zu einer deutlichen Verbesserung des energetischen Befundes um 35%. Dieser Befund ist typisch bei Parkinson-Patientin mit schlechter, nach vorne gebeugter Haltung und einer posturalen Instabilität. Bei Auflösung des karmischen Musters verbessert sich in vielen Fällen die klinische Symptomatik.*

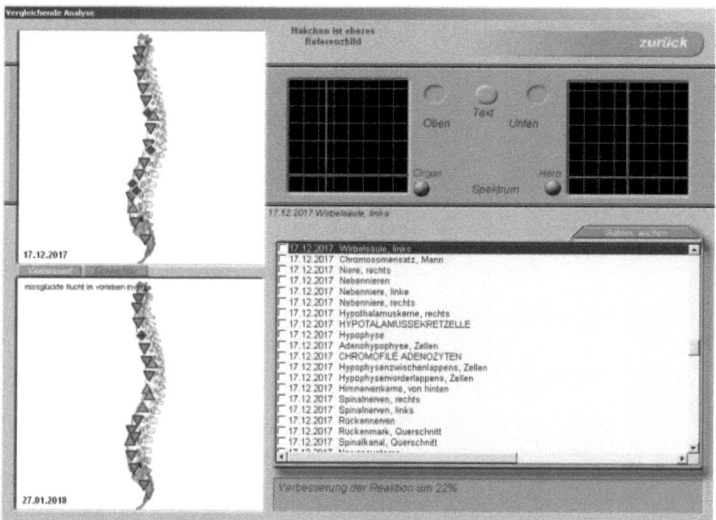

**Abb. 33:** *Wirbelsäule links: Bei Invertierung von missglückte Flucht im Vorleben kommt es zu einer Verbesserung des energetischen Befundes um 22%. Dieser Befund ist typisch bei Parkinson-Patientin mit Fallneigung, im vorliegenden Fall auf die linke Seite. Bei Auflösung des karmischen Musters verbessert sich in vielen Fällen die klinische Symptomatik.*

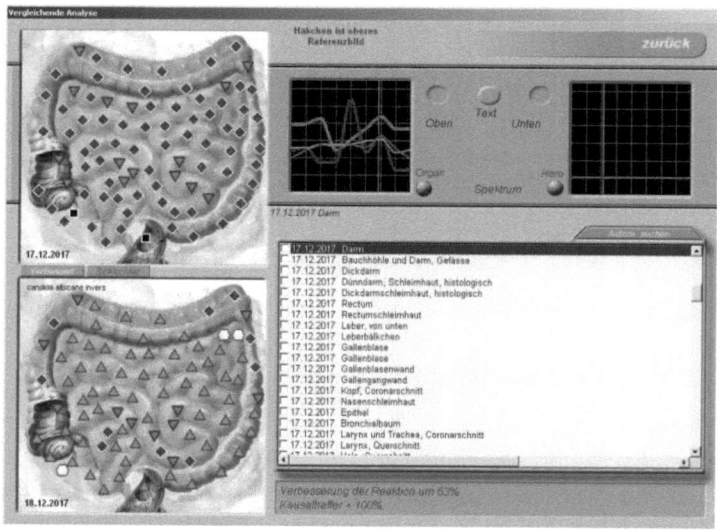

**Abb. 34:** *Darm: Bei Invertierung von Candida albicans kommt es zu einer deutlichen Verbesserung des energetischen Befundes um 67%.*

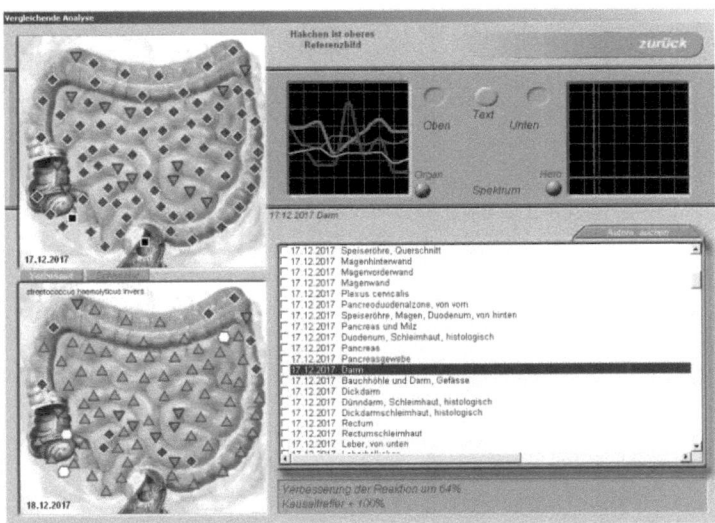

**Abb. 35:** *Darm: Bei Invertierung von Streptococcus haemolyticus kommt es zu einer deutlichen Verbesserung des energetischen Befundes um 64%.*

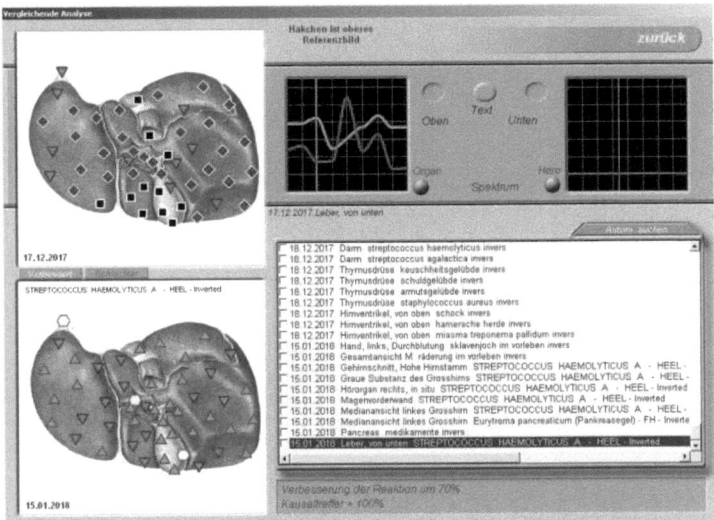

**Abb. 36:** *Leber: Bei Invertierung von Streptococcus haemolyticus kommt es zu einer deutlichen Verbesserung des energetischen Befundes um 76%.*

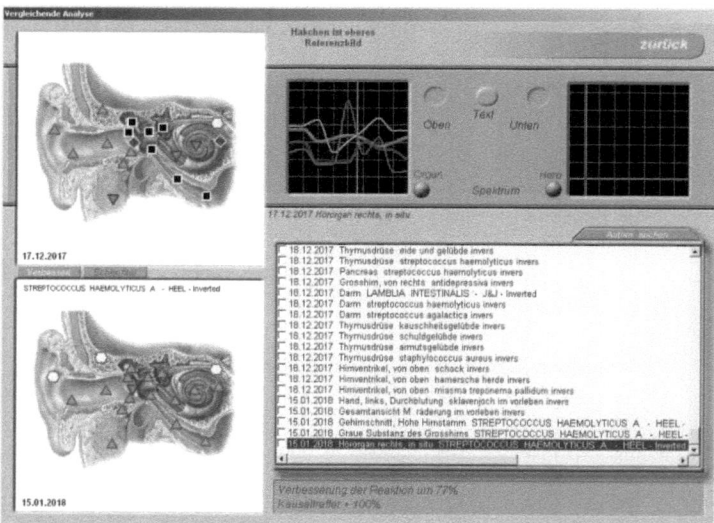

***Abb. 37:*** *Deutliche Hinweise auf chronisch entzündliche Herde im HNO-Bereich: Bei Invertierung von Streptococcus haemolyticus kommt es zu einer deutlichen Verbesserung des energetischen Befundes um 77%.*

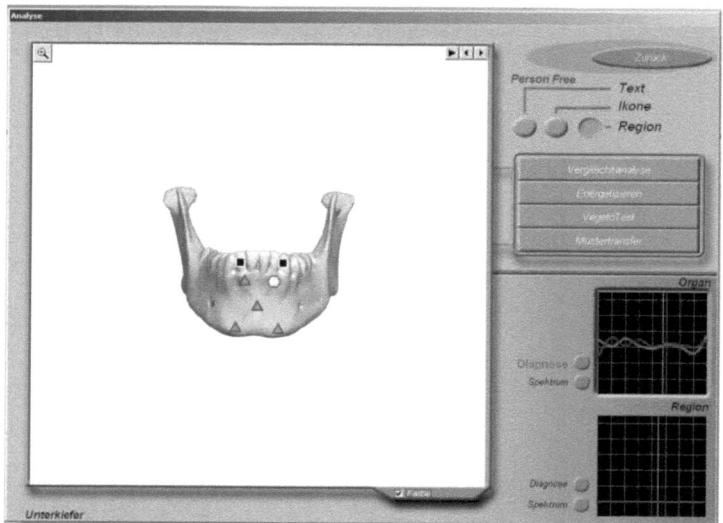

***Abb. 38:*** *Deutliche Hinweise auf chronisch entzündliche Herde im Bereich der Zähne: In solchen Fällen ist ein Orthopantomogramm indiziert, d.h. eine Röntgen-Übersichtsaufnahme des Ober- und Unterkiefers, um zu sehen, ob Zahnwurzelherde existieren als entzündliche Herde existieren.*

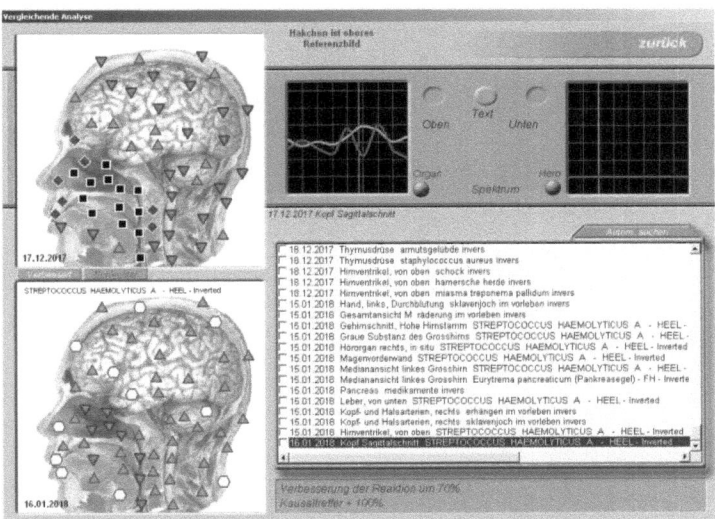

**Abb. 39:** *Deutliche Hinweise auf chronisch entzündliche Herde im Mundhöhlenbereich: Bei Invertierung von Miasma Streptococcus haemolyticus kommt es zu einer deutlichen Verbesserung des energetischen Befundes um 70%.*

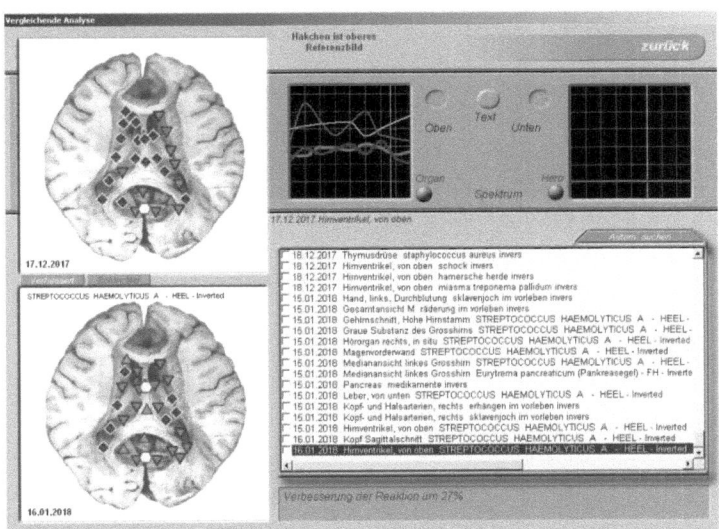

**Abb. 40:** *Die Belastung durch Streptococcus haemolyticus findet sich sogar im Hirnventrikel: Mit 67 Jahren entwickelt sich ein bakterieller Abszesses am Augenhintergrund, der antibiotisch behandelt wird. Verursacht wird der Abszess laut Augenärztin durch bakterielle Haarwurzelentzündungen am Nacken.*

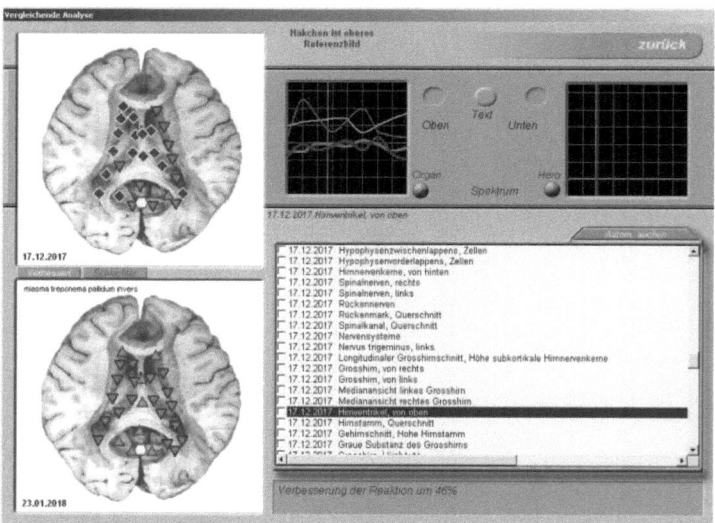

**Abb. 41:** *Schwere energetische Störung im Hirnventrikel, bei Invertierung von Miasma Treponema pallidum kommt es zu einer deutlichen Verbesserung des energetischen Befundes um 46%. Hinweis auf Selbstzerstörungsmechanismus.*

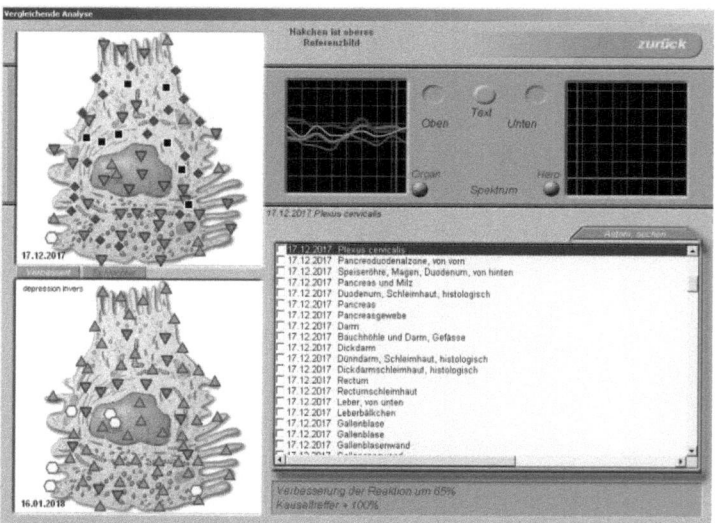

**Abb. 42:** *Schwere energetische Störung im Plexus cervicalis korrespondierend zur vegetativen Symptomatik und zur psychischen Belastung: Bei Invertierung von Depression kommt es zu einer deutlichen Verbesserung des energetischen Befundes um 65%.*

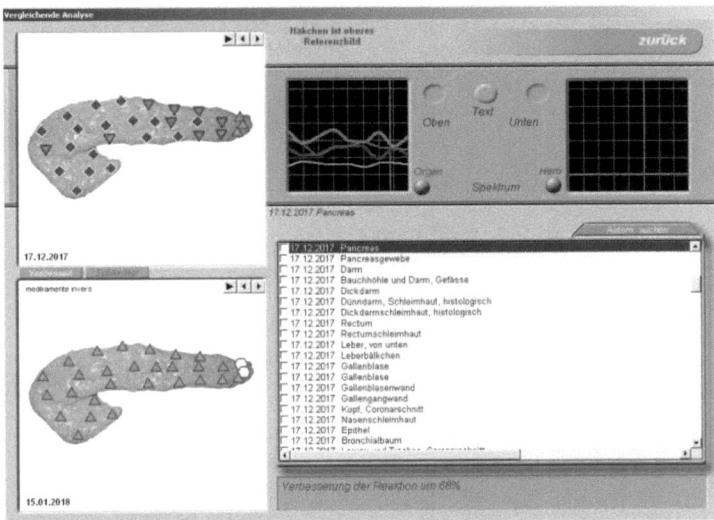

**Abb. 43:** *Schwere energetische Störung im Pankreas, verursacht durch die hoch dosierten Medikamente: Bei Invertierung von Medikamente kommt es zu einer deutlichen Verbesserung des energetischen Befundes um 68%.*

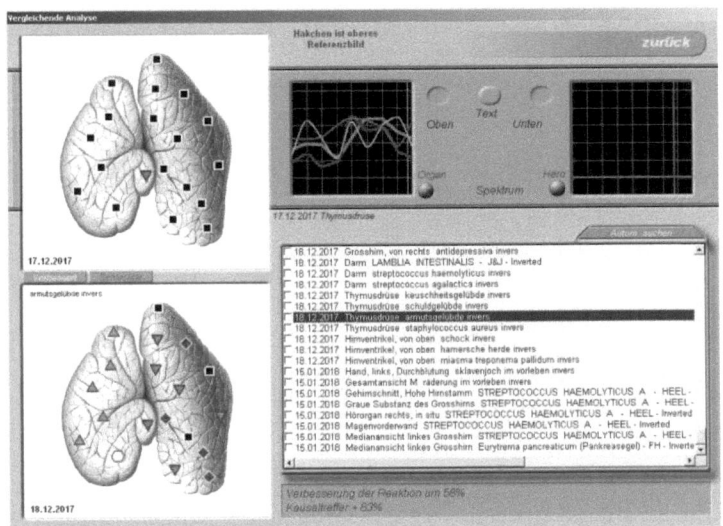

**Abb. 44:** *An der Thymusdrüse finden sich keine energetischen Belastungen im Sinne von Eiden und Gelübden, sehr wohl aber eine schwere Belastung durch Streptococcus haemolyticus. Bei Invertierung kommt es zu einer Verbesserung des energetischen Befundes um*

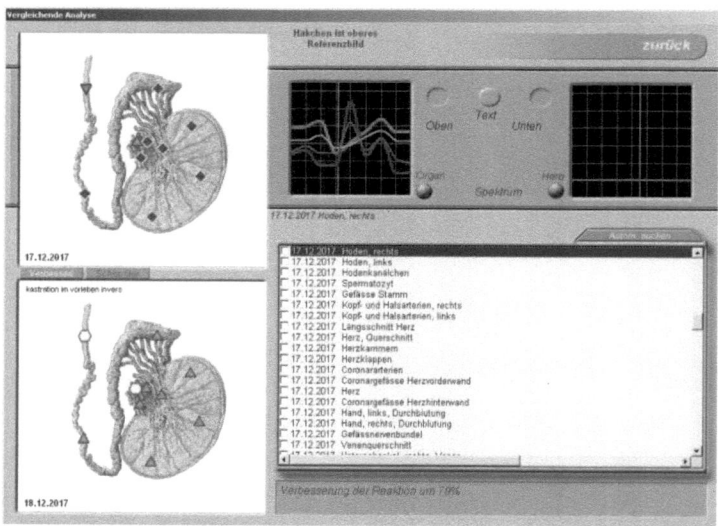

***Abb. 45:*** *Schwere energetische Störung im Hoden: Bei Invertierung von Kastration im Vorleben kommt es zu einer deutlichen Verbesserung des energetischen Befundes um 79%.*

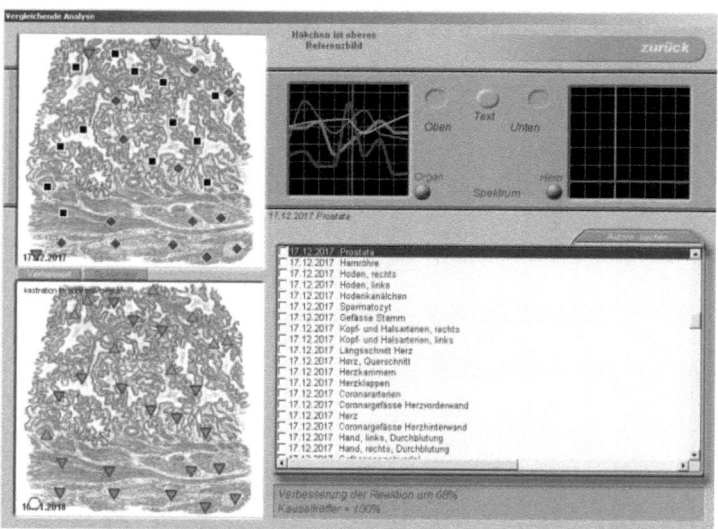

***Abb. 46:*** *Schwere energetische Störung der Prostata: Bei Invertierung von Kastration im Vorleben kommt es zu einer deutlichen Verbesserung des energetischen Befundes um 68%.*

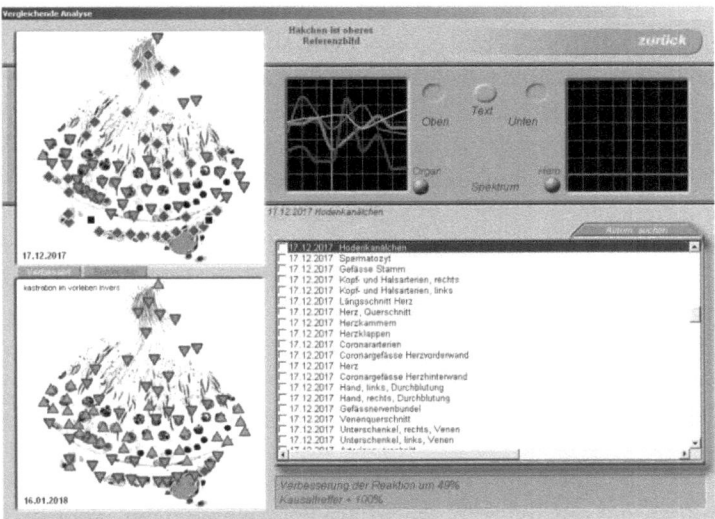

**Abb. 47:** *Schwere energetische Störung der Hodenkanälchen: Bei Invertierung von Kastration im Vorleben kommt es zu einer deutlichen Verbesserung des energetischen Befundes um 49%.*

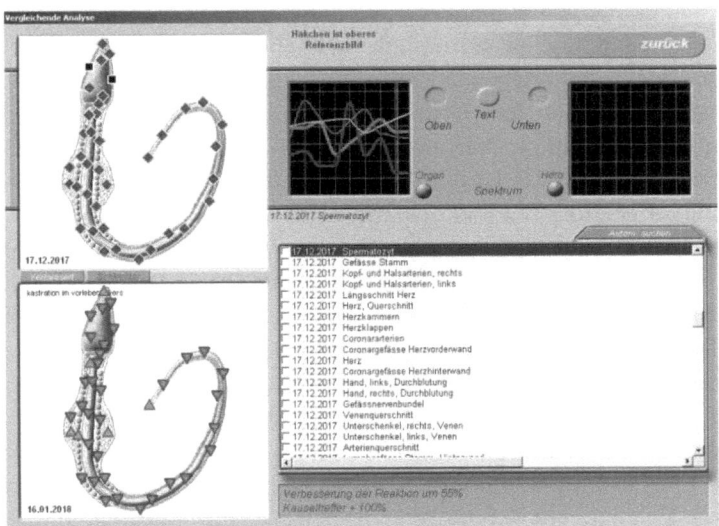

**Abb. 48:** *Schwere energetische Störung der Spermien: Bei Invertierung von Kastration im Vorleben kommt es zu einer deutlichen Verbesserung des energetischen Befundes um 55%.*

**Bewertung:** Beeindruckend ist die funktionelle Störung im Bereich der Substantia nigra, was sich durch NLS-Analyse eindeutig von einer organisch manifesten Störung abgrenzen lässt, da sich die energetischen Markierungen bei Invertierung von Streptococcus haemolyticus um eine ganze Stufe verbessern. Diese Unterscheidung ist von großer Bedeutung, zumal funktionelle Störungen zu einem hohen Grad reversibel sind, wie das aus schulmedizinischer wie auch aurachirurgischer Erfahrung bekannt ist: Saniert man chronisch entzündliche Herde bei neu an Parkinson-Syndrom erkrankten Patienten, dann kommt es auch im Bestfall zu einem Verschwinden oder zumindest zu einer deutlichen Verringerung der Parkinson-Symptome auf Grund der nicht mehr vorhandenen Bakterientoxine. Nach wie vor gibt es gegenwärtig keine sicheren Diagnosekriterien bei der Diagnosestellung des Parkinson-Syndroms, sicher ist die Diagnose nur postmortal im Rahmen einer Obduktion im Sinne einer Entfärbung der Substantia nigra zu ermitteln. Und hier zeigt sich bei diesem Patientin eine im Verhältnis zur klinischen Symptomatik nur diskrete Entfärbung, so dass der organische Befund nicht mit der Schwere der klinischen Symptomatik korreliert, sondern wohl eher funktioneller Natur ist. Im vorliegenden Fall finden sich zahlreiche entzündliche Herde, im HNO-Bereich, im Darm und an den Zähnen. Sinnvollerweise hätte man den Darm sanieren, die Zähne durch ein Orthopantomogramm abklären und bei Bedarf behandeln und den HNO-Bereich therapieren müssen. Durch die homöopathische Ausleitung von Streptococcus haemolyticus hätte sich die Situation vermutlich deutlich verbessern lassen. Die muskulären Schmerzen resultierten wohl aus den toxischen Ablagerungen bei erheblich gestörtem Mikrobiom im Darm und hätten sich bei Darmsanierung unter Umständen gar verflüchtigt. Nachträglich finden sich Hinweise auf verschiedene karmische Muster: Das karmische Muster des Räderns, das mit der nach vorne gebeugten Haltung und der schlaffen Haltung des Patienten korreliert, das karmische Muster des Sklavenjochs, das zum einen mit der depressiven Stimmung, zum anderen mit der gebundenen Haltung auf Grund von Hand- und Fußfesseln in direktem Verhältnis steht. Bei Lösung dieser Muster hätten sich wohl deutliche subjektive Erleichterungen und objektive Verbesserungen des klinischen Befundes ergeben, wie dies aus aurachirurgischen Behandlungen zahlreicher anderer Parkinson-Patienten bekannt ist. Das karmische Muster der Kastration im Vorleben verursacht eine Depression, ebenso die Belastung durch das Miasma des Treponema pallidum auf dem Roten Knochenmark und den Hirnventrikeln als Zeichen einer bestehenden Selbstzerstörungsprogrammierung. Durch eine Refixation der Gonaden in der Aura sowie durch eine homöopathische Ausleitungsbehandlung durch die invertierte Information von Treponema pallidum hätte sich die depressive Situation des Patienten auf energetisch-informatorischer Ebene behandeln lassen.

# Knieschmerzen

**Anamnese:** Der 63-jährige Patient kommt in die Behandlung wegen seiner Knieschmerzen. Seit Jahren plage ihn eine Kniegelenksarthrose beidseits, rechts mehr als links. Der Orthopäde habe ihm nach einer Arthroskopie zu einer Kniegelenksendoprothese geraten, allerdings scheue er sich vor dem Eingriff. Er sei immer sehr sportlich gewesen, betreibe intensiv Karate und habe Angst, dass er nach einem operativen Eingriff unter Umständen nicht mehr seinem Karatesport nachgehen könne. Auch sei er schon zweimal am Knie operiert worden, der Orthopäde habe dabei Teile des Meniskus reseziert und die Gelenkflächen geglättet. Das habe auch etwas geholfen, aber die Probleme kommen leider doch immer wieder.

**Aurachirurgie:** In der aurachirurgischen Exploration zeigt sich das karmische Muster der missglückten Flucht mit einer Fallneigung nach rechts. Das Muster wird aufgelöst, der Patient steht danach in der kinesiologischen Prüfung stabil.

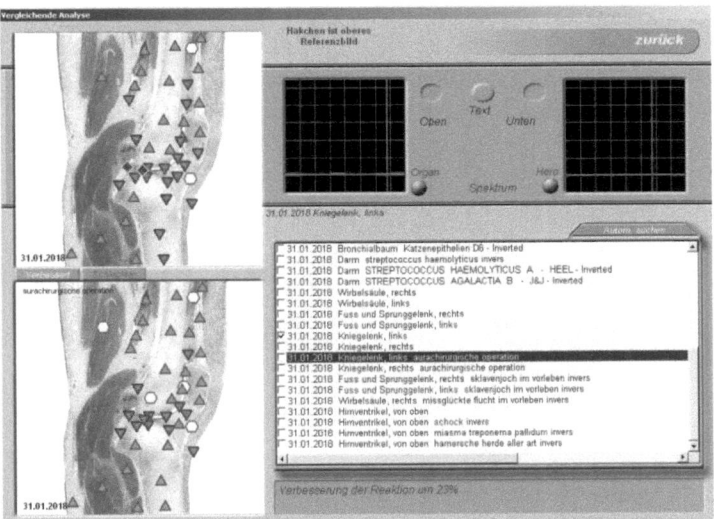

*Abb. 49: Leichte energetische Störung des linken Kniegelenks: Bei Abfrage von „aurachirurgische Operation" kommt es zu einer Verbesserung des energetischen Befundes um 23%. Somit ist davon auszugehen, dass die aurachirurgische Operation einen geringen therapeutischen Erfolg bringen wird.*

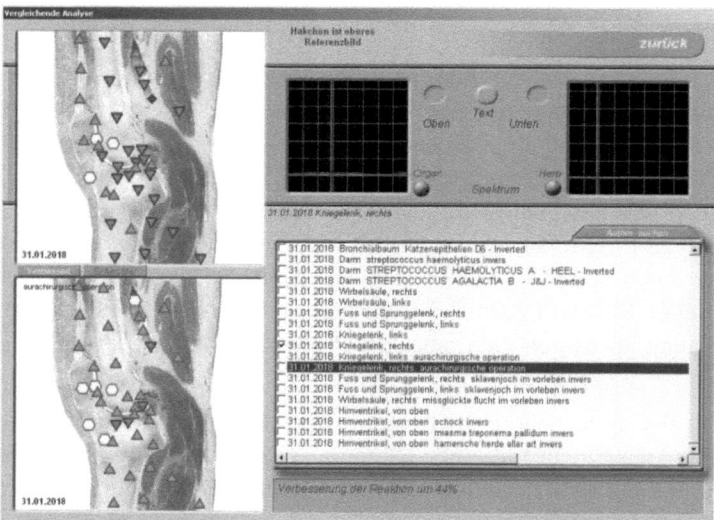

**Abb. 50:** *Leichte energetische Störung des rechten Kniegelenks: Bei Abfrage von „aurachirurgische Operation" kommt es zu einer Verbesserung des energetischen Befundes um 44%. Somit ist davon auszugehen, dass die aurachirurgische Operation einen deutlichen therapeutischen Erfolg bringen wird.*

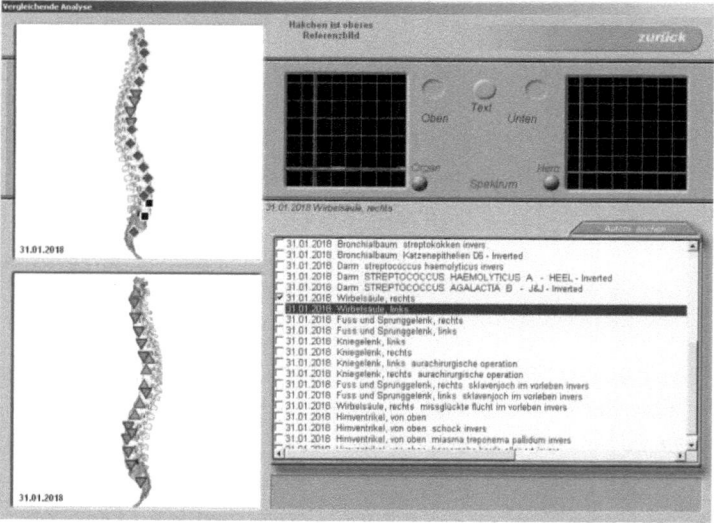

**Abb. 51:** *Energetische Störung der Wirbelsäule rechts im Vergleich zur Wirbelsäule links.*

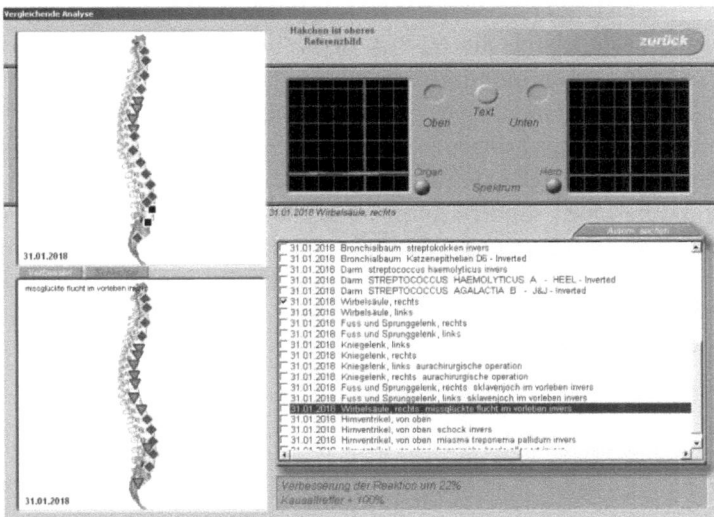

**Abb. 52:** *Wirbelsäule rechts: Bei Invertierung von Flucht im Vorleben kommt es zu einer Verbesserung des energetischen Befundes um 22%.*

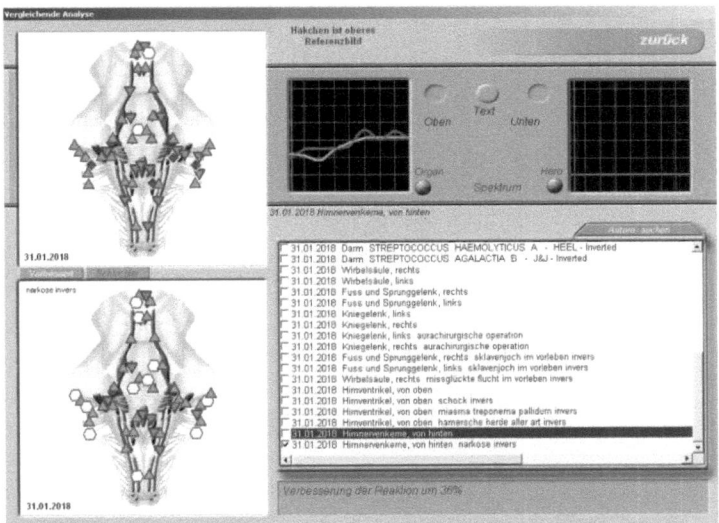

**Abb. 53:** *Energetische Störung des Hirnstamms: Bei Invertierung von Narkose im Vorleben kommt es zu einer deutlichen Verbesserung des energetischen Befundes um 36%.*

**Bewertung:** Interessant ist, dass die möglichen Erfolgsaussichten einer aurachirurgischen Operation vorab durch die NLS-Analyse beziffert werden können, und dass sich diese Vorhersagen im klinischen Verlauf tatsächlich bewahrheiten. Die aurachirurgische Operation erfolgt gemäß den Richtlinien, wie sie im Lehrbuch der Aurachirurgie beschrieben sind. Dem Knieproblem zugrunde liegt das karmische Muster der Missglückten Flucht, das typischerweise nicht nur zu Problemen in der Wirbelsäule, sondern konsekutiv dann auch zu Schmerzen in den Hüftgelenken, Kniegelenken und Füßen führen kann. Die „energetische Verdrahtung" zwischen Ober- und Unterschenkel mit der damit einhergehenden Stabilisierung des Bandapparats sollte sowohl auf der Vorder- wie auch auf der Rückseite des Kniegelenks erfolgen, nur dann ist auch ein nachhaltiger Erfolg zu erwarten.

# Gefühllosigkeit in den Füßen

**Anamnese:** Der 63-jährige Patient kommt in die Behandlung wegen der zunehmenden Gefühllosigkeiten in den Füßen. Er sei bei einem Neurologen gewesen, der habe ihm eine beginnende Polyneuropathie[1] diagnostiziert. Risikofaktoren für eine Polyneuropathie habe der Patient keine, insbesondere keinen Diabetes mellitus oder einen Alkoholabusus. Auch bei den Vorfahren habe es seinem Wissen nach eine solche Problematik nie gegeben. Ihn belaste diese Situation da er sehr sportlich und darauf angewiesen sei, dass er etwas in den Füßen spüre.

**Aurachirurgie:** Bei der aurachirurgischen Exploration zeigt sich ein Patient in einem guten Allgemeinzustand. Keine motorischen Paresen, Sensibilitätsdefizite im Bereich der Füße linksbetont von den Zehen bis zur Mitte des Fußes. Auch beschreibt der Patient dort Kribbelparästhesien.

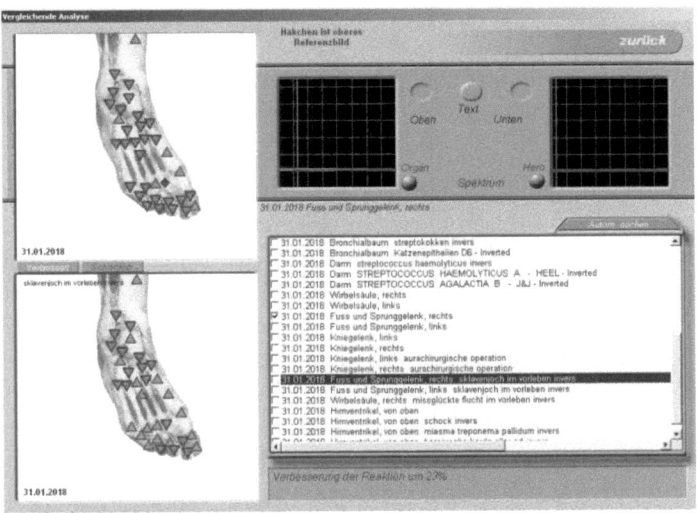

***Abb. 54:*** *Energetische Störung des rechten Fußes: Bei Invertierung von Sklavenjoch im Vorleben kommt es zu einer Verbesserung des energetischen Befundes um 27%.*

---

[1] Als Polyneuropathie wird eine systemisch bedingte Schädigung von peripheren Nerven (sensibel oder motorisch) bezeichnet. Die entzündliche Schädigung mehrerer Nerven nennt man Polyneuritis. Zu den häufigsten Ursachen der Polyneuropathie gehören der Diabetes mellitus (Diabetische Polyneuropathie) und der chronische Alkoholmissbrauch (Alkoholische Polyneuropathie). Seltener sind infektiöse, endokrine, exogen toxische oder genetische Ursachen. Meist findet sich die Polyneuropathie distal an beiden Füßen und/oder beiden Händen, über die Zeit hinweg wandert die Sensibilitätsstörung strumpfförmig nach oben. Sensible Ausfälle kommen typischerweise vor den motorischen.

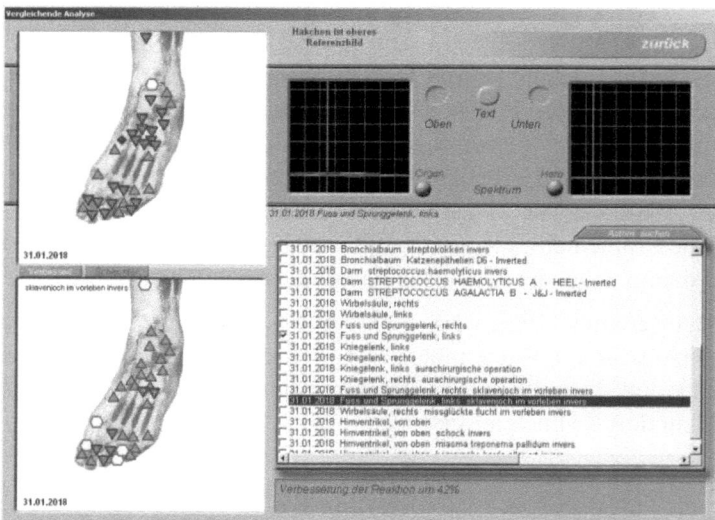

***Abb. 55:*** *Energetische Belastung des linken Fußes: Bei Invertierung von Skla-venjoch im Vorleben kommt es zu einer Verbesserung des energetischen Befun-des um 42%.*

**Bewertung:** In der aurachirurgischen Exploration zeigt sich das Sklavenjoch im Vorleben in ausgeprägter Weise. Nach aurachirurgischer Entfernung des Skla-venjochs kommt es zu einer deutlichen Verbesserung der Beweglichkeit von Händen und Füßen. Auch die Sensibilitätsstörungen sind in der Folge reduziert, die Parästhesien phasenweise sogar verschwunden. Interessant ist an dieser Stel-le immer wieder die Frage, warum solche Probleme im Sinne von Polyneuro-pathien erst im späteren Alter auftreten, wenn doch die karmischen Einschrän-kungen durch Fesseln an Füßen und Händen schon jahrzehntelang bestehen. An-scheinend kompensiert der jüngere Mensch diese an sich schon immer vorhan-denen energetisch-informatorischen Einschränkungen, bis irgendwann doch ent-sprechende Symptome im Sinne einer Polyneuropathie an den Füßen und Händen auftreten.

# Enddarmschmerzen

**Anamnese:** Der 72-jährige Patient kommt zur Behandlung wegen seiner seit Monaten bestehenden und kaum mehr erträglichen Schmerzen im Enddarm. Ferner bestehen Schmerzen unter den Rippenbogen mit fortschreitender Muskelatrophie. Seit knapp 6 Jahren sitzt der Patient im Rollstuhl nach einem Skiunfall 2012 ohne Fremdbeteiligung mit Fraktur der Halswirbelsäule auf Höhe C3/4, einer Querschnittssymptomatik, einer Vertebralisdissektion mit anschließender Operation mit Plattenosteosynthese an der Uni Klinik Innsbruck. Anamnestisch zu erwähnen ist eine Rippenserienfraktur 1997 durch einen schweren Radunfall mit Pneumothorax, wo bereits die Gefahr einer Querschnittssymptomatik bestand. Nach Einschätzung des Hausarztes ist eine Nervenkompression im Bereich des Sitzhöckers die Ursache für die Enddarmschmerzen. Durch die Muskelschwäche kommt es zu einer Fehlhaltung beim Sitzen im Rollstuhl mit einem Wegkippen nach rechts.

**Aurachirurgie:** Es zeigt sich ein freundlicher, früher sehr sportlicher Mann im Rollstuhl, der sichtlich unter den Schmerzen im Gesäßbereich leidet. Im Rahmen der aurachirurgischen Exploration zeigt sich keine Resonanz bei der Untersuchung des Wirbelsäulenmodells bzw. im Anatomieatlas in der Prüfung des Durchtrittspunkts des Nervus ischiadicus.

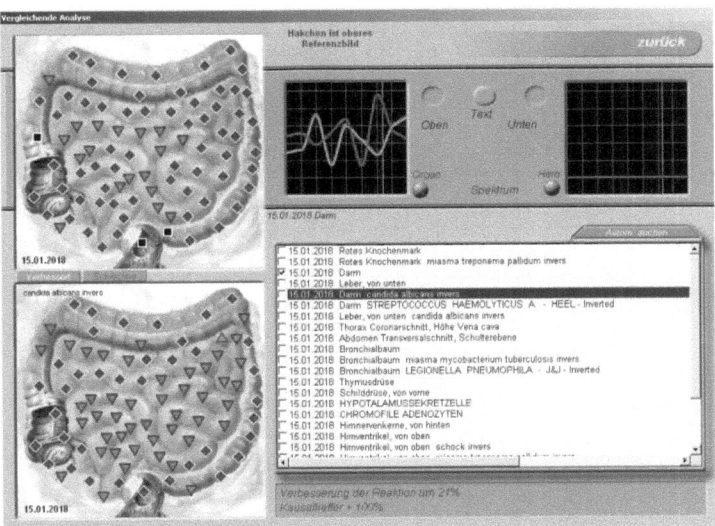

***Abb. 56:*** *Energetische Belastung des Darms: Bei Invertierung von Candida albicans kommt es zu einer Verbesserung des energetischen Befundes um 21%.*

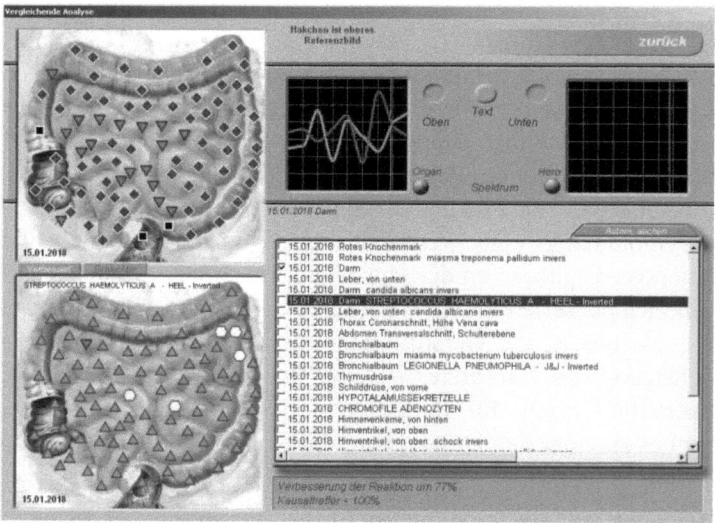

**Abb. 57:** *Energetische Belastung des Darms: Bei Invertierung von Streptococcus haemolyticus kommt es zu einer Verbesserung des energetischen Befundes um 77%.*

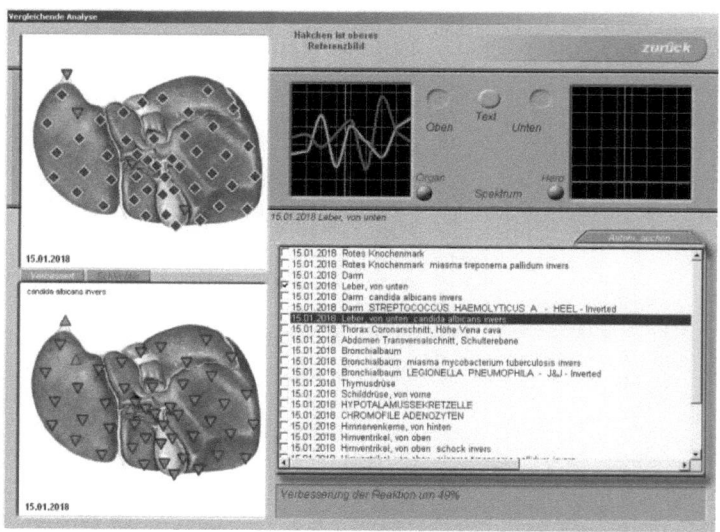

**Abb. 58:** *Energetische Belastung der Leber: Bei Invertierung von Candida albicans kommt es zu einer Verbesserung des energetischen Befundes um 49%, bei Invertierung von Streptococcus haemolyticus um 73%.*

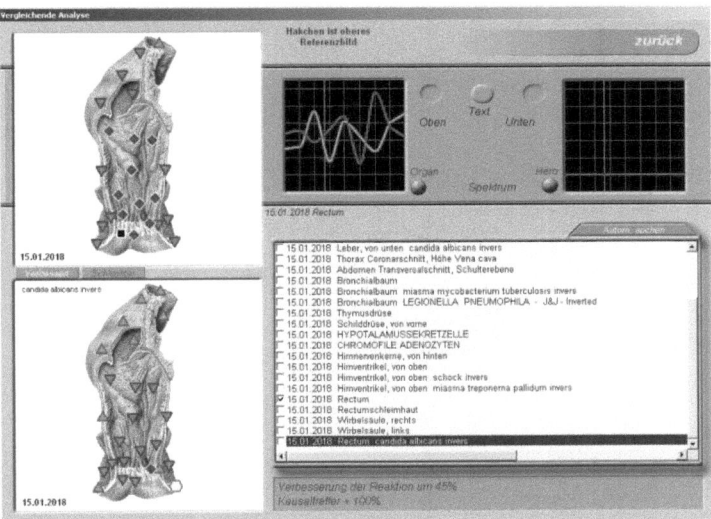

**Abb. 59:** *Energetische Belastung des Rectums: Bei Invertierung von Candida albicans kommt es zu einer Verbesserung des energetischen Befundes um 45%, bei Invertierung von Streptococcus haemolyticus um 69%.*

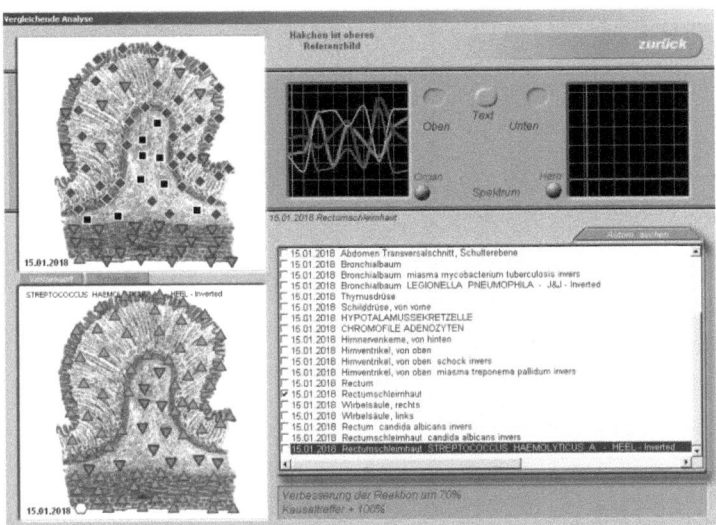

**Abb. 60:** *Energetische Belastung der Rectumschleimhaut: Bei Invertierung von Streptococcus haemolyticus kommt es zu einer Verbesserung des energetischen Befundes um 70%.*

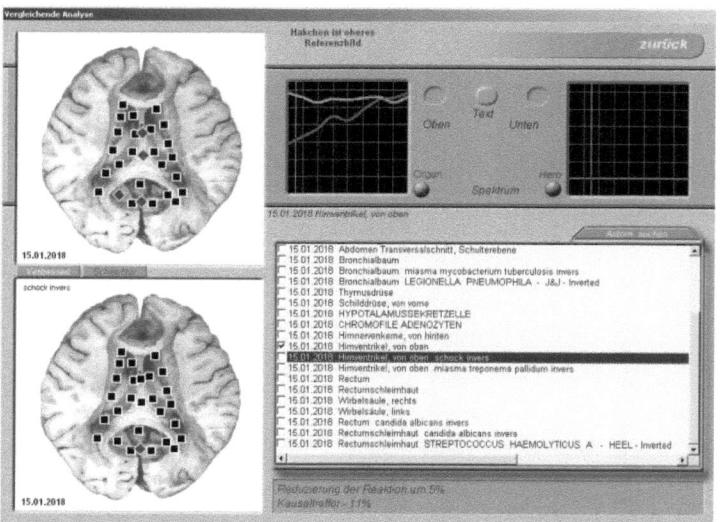

***Abb. 61:*** *Energetische Belastung der Hirnventrikel: Bei Invertierung von Schock kommt es zu keiner Verbesserung des energetischen Befundes, Schock ist somit kein Kausalfaktor..*

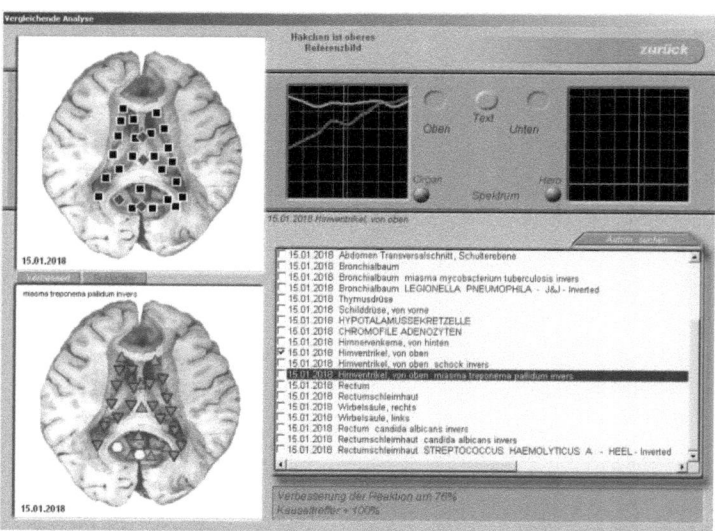

***Abb. 62:*** *Bei Invertierung von Miasma Treponema pallidum kommt es zu einer Verbesserung des energetischen Befundes um 76%.*

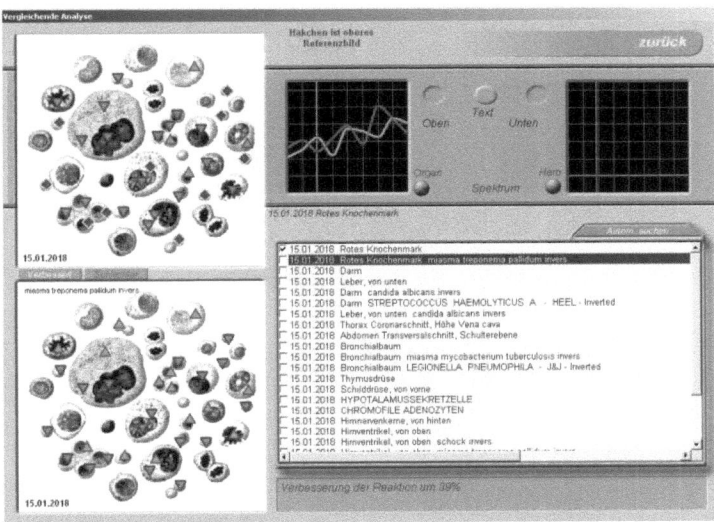

**Abb. 63:** *Energetische Belastung des Roten Knochenmarks: Bei Invertierung von Miasma Treponema pallidum kommt es zu einer Verbesserung des energetischen Befundes um 39%.*

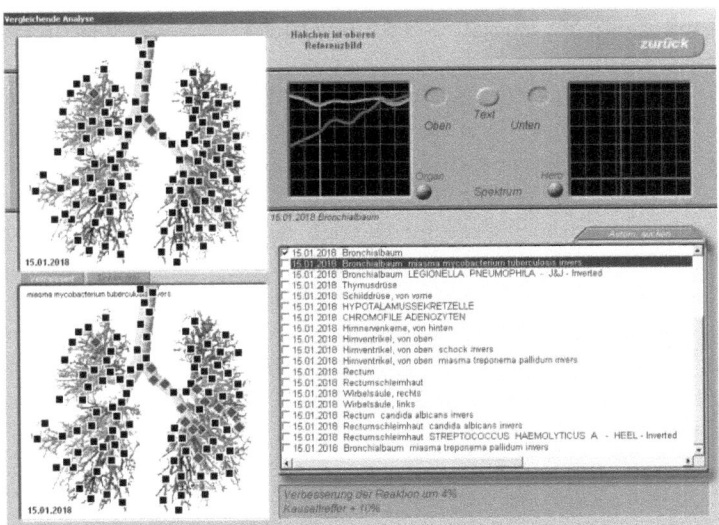

**Abb. 64:** *Energetische Belastung des Bronchialbaums: Bei Invertierung von Miasma Mycobacterium tuberculosis kommt es zu keiner Verbesserung des energetischen Befundes, die Tuberkulose ist somit kein Kausalfaktor.*

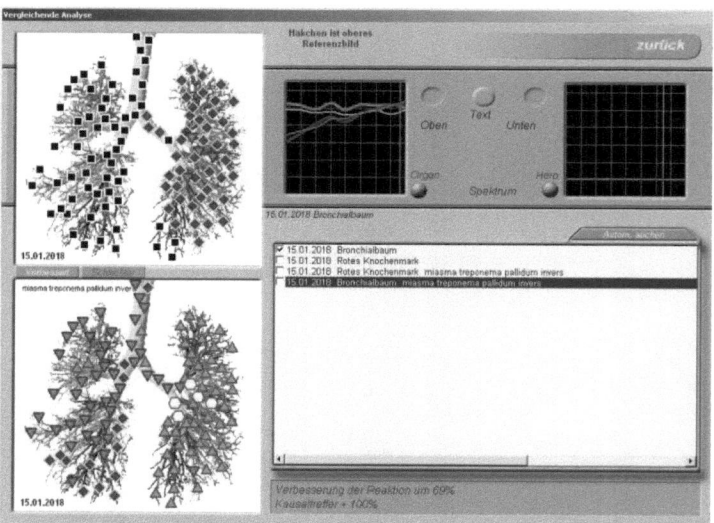

***Abb. 65:*** *Bei Invertierung von Miasma Treponema pallidum kommt es zu einer Verbesserung des energetischen Befundes um 69%.*

**Bewertung:** Das Brennen im Enddarm ist somit kein neuronales Problem auf Grund des Querschnitts, wie vom Hausarzt vermutet, sondern ein Darmproblem durch den Befall mit multiplen Erregern (Bakterien und Pilze), was man in der NLS-Analyse eindrucksvoll sehen kann. Nach homöopathischer Ausleitung und einer professionellen Darmsanierungsbehandlung mit Ernährungsumstellung verschwindet die Symptomatik in der Folge vollständig. Insofern eignet sich die NLS-Analyse hervorragend für eine differentialdiagnostische Beweisführung. Die erhebliche Belastung durch das Miasma von Treponema pallidum an mehreren Organsystemen, insbesondere im Bereich des Roten Knochenmarks und der Hirnventrikel, korreliert mit der Historie des Patienten, der in quasi selbstzerstörerischer Manier bereits zahlreiche Unfälle mit erheblichen Verletzungen erlitten hat. Selbst auf den Lungen zeigt sich die energetische Belastung durch das Miasma von Treponema pallidum, was ungewöhnlich ist. Im Gespräch erwähnt der Patient, dass sein Vater mit 74 Jahren an einem Bronchialcarcinom gestorben sei.

# Wutanfälle

**Anamnese**: Patient 24 Jahre alt, geistig behindert, aus schwierigen sozialen Verhältnissen, lebt in einer betreuten Einrichtung, am Wochenende bei den Pflegeltern. Hat sei Jahren immer wieder völlig unvermittelte massive Wutanfälle, wo er die Türe 10-15 mal mit voller Wucht zuschlägt, das betreuende Personal zieht sich angstvoll zurück. Es finden sich keine motorischen Entäußerungen und auch kein Bewusstseinsverlust. Nach einigen Minuten beruhigt sich der Patient wieder, kann sich aber an den Vorgang selbst nicht mehr erinnern. Bisher erfolgte keine neurologische Untersuchung, insbesondere kein 24 Stunden EEG zum Ausschluss eines Krampfleidens. Der Patient erhält wegen der Erregungszuständen seit einigen Monaten Pipamperon[2] Saft, allerdings macht diese Medikation den Patienten sehr müde, deshalb wurde auf eine möglichst niedrige Dosis reduziert.

**Aurachirurgie**: In der aurachirurgischen Exploration zeigt sich ein freundlich zugewandter junger Mann. Karmische Muster sind nicht erkennbar.

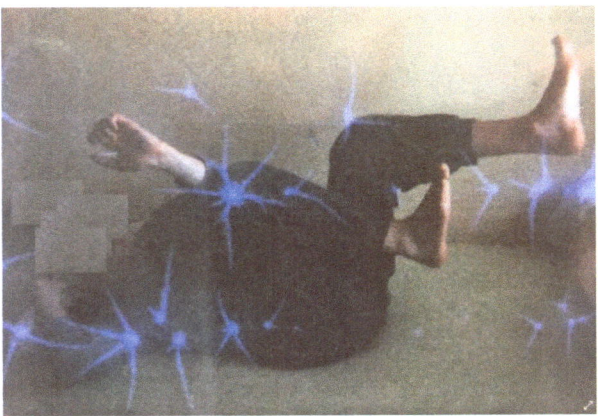

*Abb. 66:* Foto eines Wutanfalls, aufgenommen durch die Mutter des Patienten. Beeindruckend sind die spinnenartigen blauen Lichteffekte, die nicht nur auf diesem Bild zu erkennen sind, sondern auf allen Fotos, die die Mutter aufgenommen hat. Die blauen Lichteffekte zeigen die enorme Energie, die vom Organismus ausgesendet wird.

---

[2] Pipamperon ist ein zur Wirkstoffklasse der niederpotenten Neuroleptika gehörendes Arzneimittel, das in der Psychiatrie als Therapeutikum gegen aggressive psychotische Zustände und Schlafstörungen angewendet wird. Es verfügt über eine stark sedierende Wirkung, welche die antipsychotische Effekte in der Intensität übersteigt.

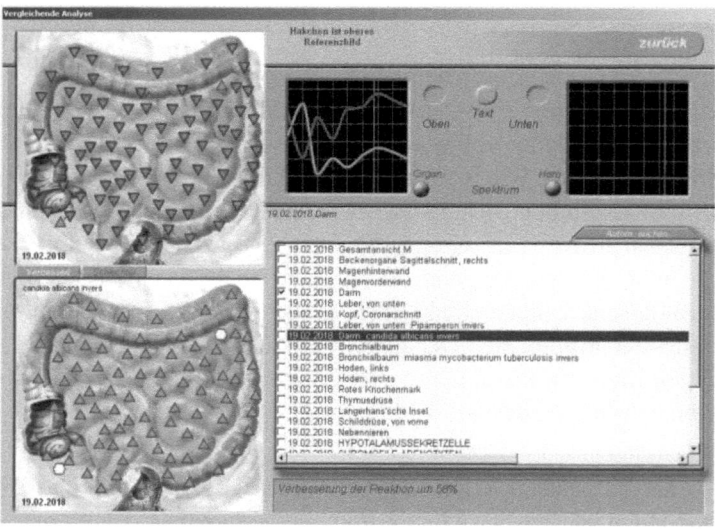

**Abb. 67:** *Energetische Belastung des Darms: Bei Invertierung von Candida albicans kommt es zu einer Verbesserung des energetischen Befundes um 58%.*

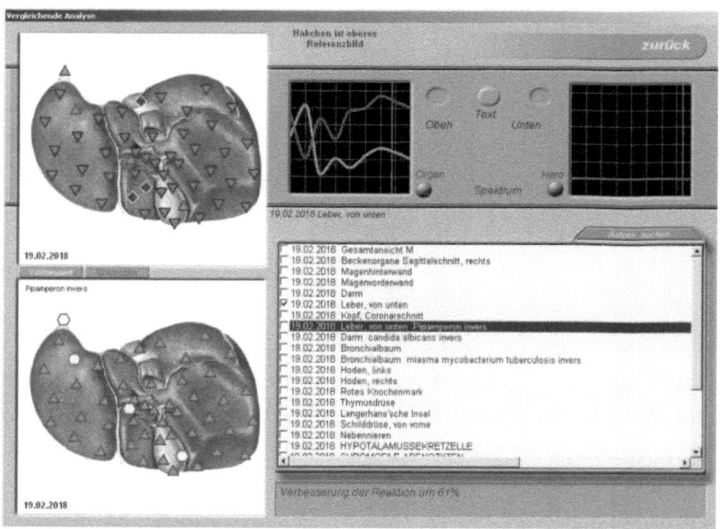

**Abb. 68:** *Energetische Belastung der Leber: Bei Invertierung von Pipamperon kommt es zu einer Verbesserung des energetischen Befundes um 61%.*

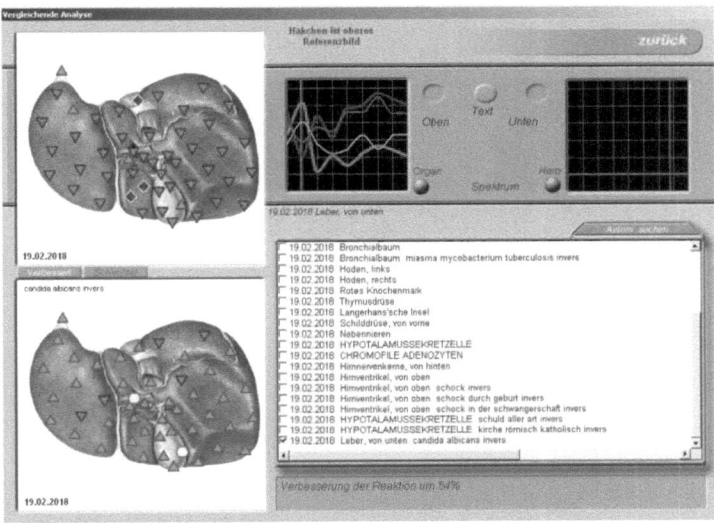

**Abb. 69:** *Bei Invertierung von Candida albicans kommt es zu einer Verbesserung des energetischen Befundes um 54%.*

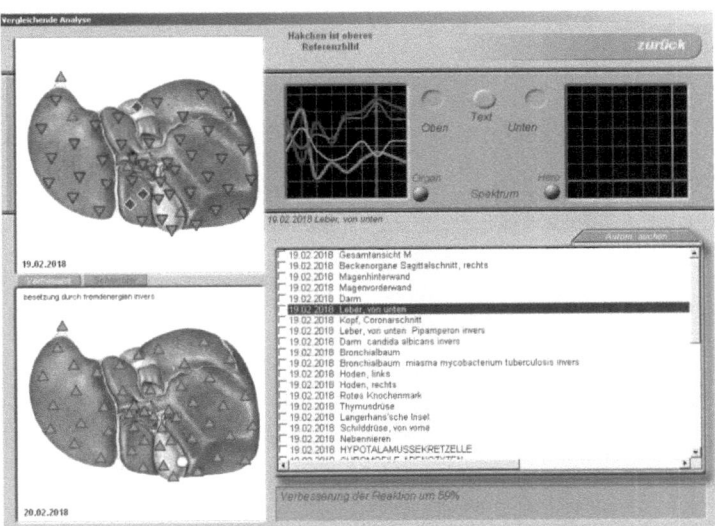

**Abb. 70:** *Bei Invertierung von Besetzung durch Fremdenergie kommt es zu einer Verbesserung des energetischen Befundes um 59%.*

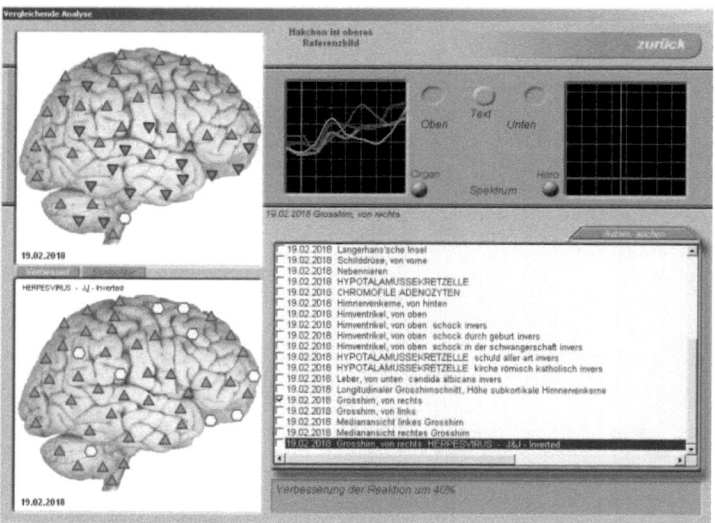

**Abb. 71:** *Energetische Belastung des Großhirns rechts: Bei Invertierung von Herpesvirus kommt es zu einer Verbesserung des energetischen Befundes um 40%.*

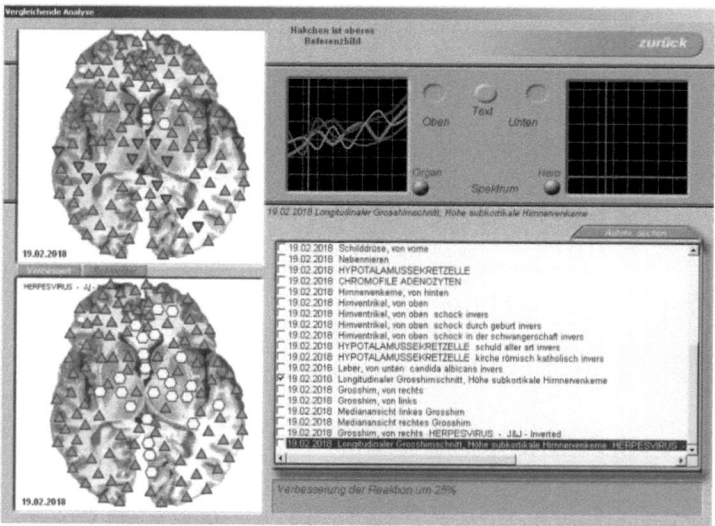

**Abb. 72:** *Energetische Belastung im longitudinalen Großhirnschnitt: Bei Invertierung von Herpesvirus kommt es zu einer Verbesserung des energetischen Befundes um 25%.*

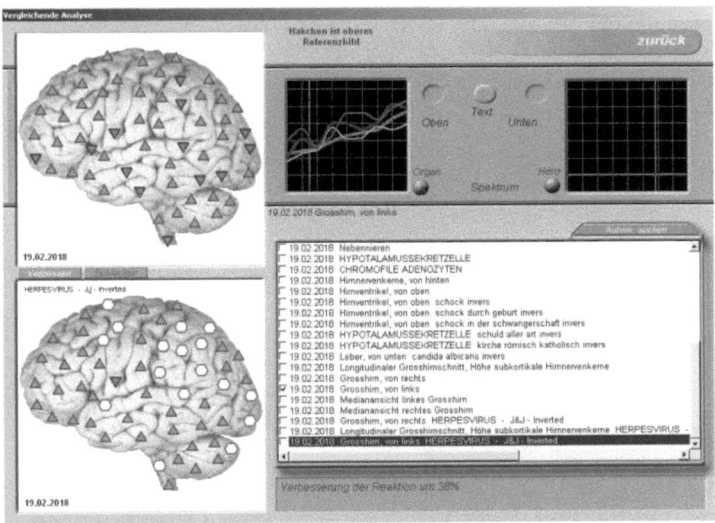

**Abb. 73:** *Energetische Belastung des Großhirns links: Bei Invertierung von Herpesvirus kommt es zu einer Verbesserung des energetischen Befundes um 38%.*

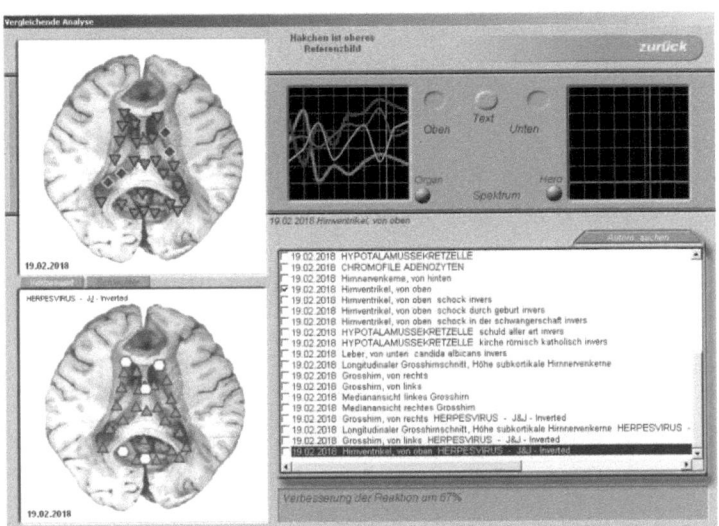

**Abb. 74:** *Energetische Belastung der Hirnventrikel: Bei Invertierung von Herpesvirus kommt es zu einer Verbesserung des energetischen Befundes um 67%.*

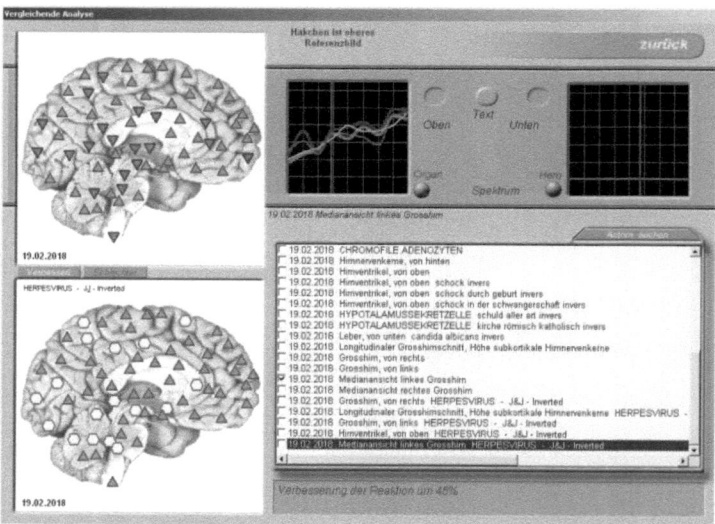

***Abb. 75:*** *Energetische Belastung des Großhirns Medianansicht links: Bei Invertierung von Herpesvirus kommt es zu einer Verbesserung des energetischen Befundes um 45%.*

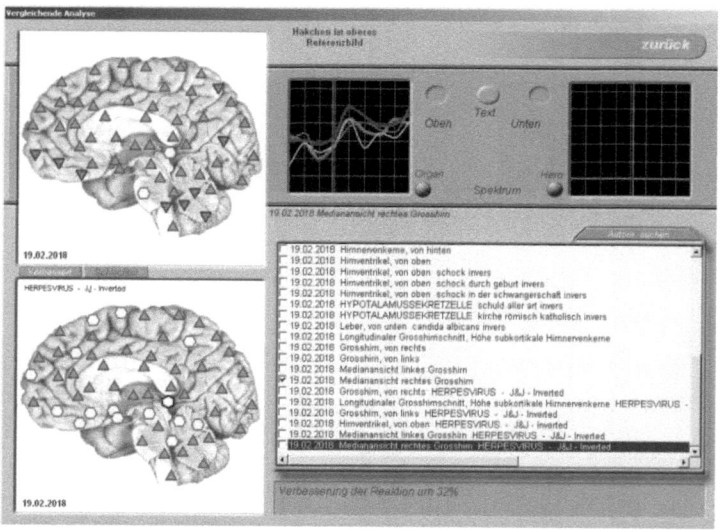

***Abb. 76:*** *Energetische Belastung des Großhirns Medianansicht rechts: Bei Invertierung von Herpesvirus kommt es zu einer Verbesserung des energetischen Befundes um 32%.*

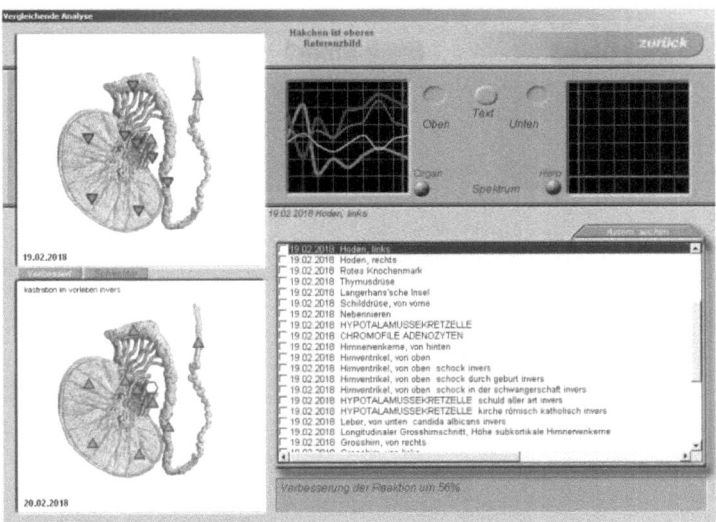

**Abb. 77:** *Energetische Belastung des linken Hodens: Bei Invertierung von Kastration im Vorleben kommt es zu einer Verbesserung des energetischen Befundes um 56%.*

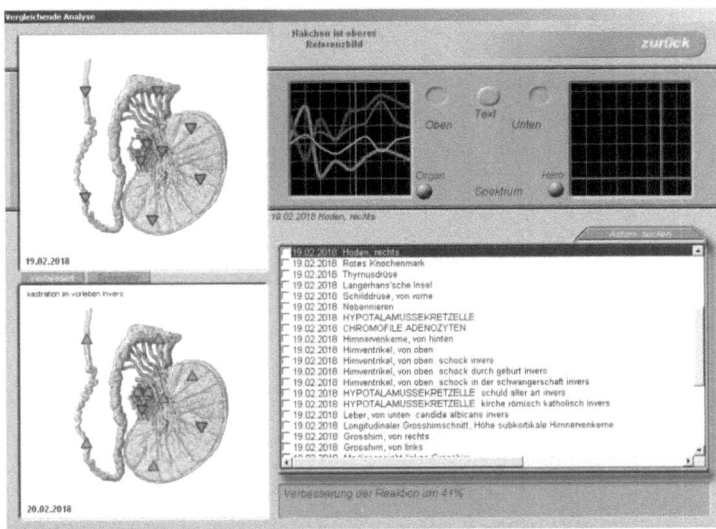

**Abb. 78:** *Energetische Belastung des rechten Hodens: Bei Invertierung von Kastration im Vorleben kommt es zu einer Verbesserung des energetischen Befundes um 41%.*

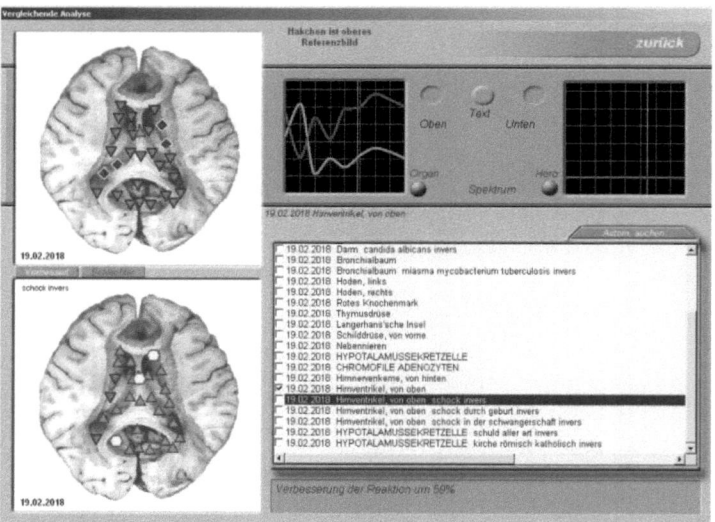

***Abb. 79:*** *Energetische Belastungen auf dem Hirnventrikel, bei Invertierung von Schock verbessert sich der energetische Befund um 59%.*

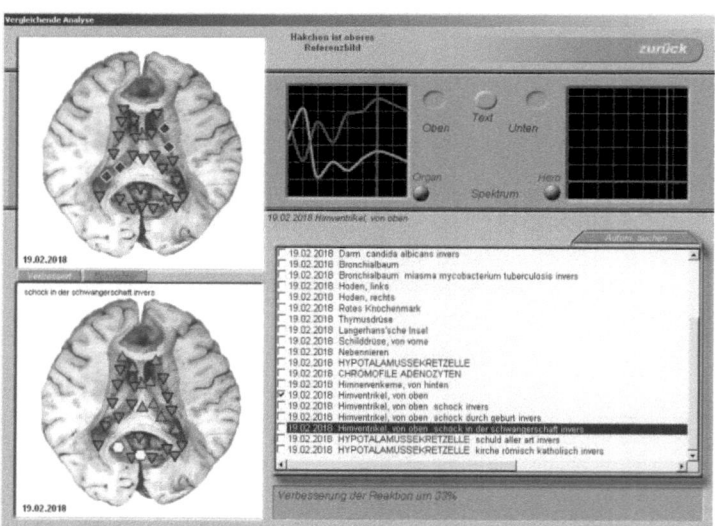

***Abb. 80:*** *Bei Invertierung von Schock in der Schwangerschaft verbessert sich der energetische Befund um 33%. Ganz offensichtlich besteht also noch ein anderes Schockereignis, was man in dieser Auswertung nicht sieht, was aber bei Schock aller Art zum Ausdruck kommt.*

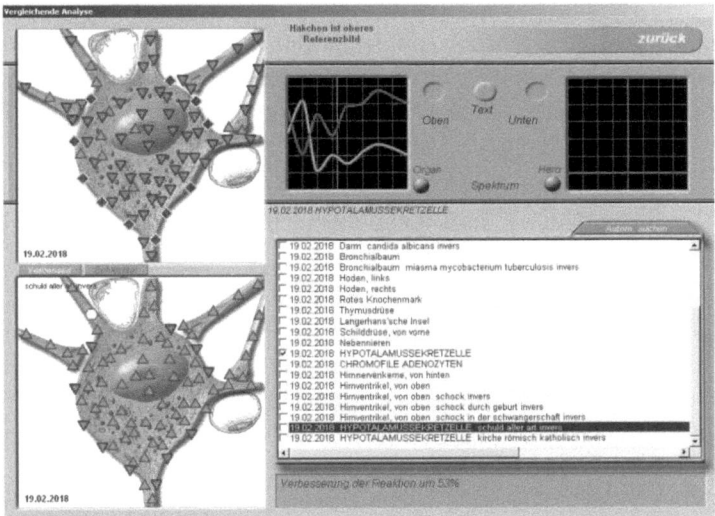

**Abb. 81:** *Energetische Belastungen auf der Hypothalamussekretzelle: Bei Invertierung von Schuld aller Art kommt es zu einer Verbesserung des energetischen Befunds um 53%.*

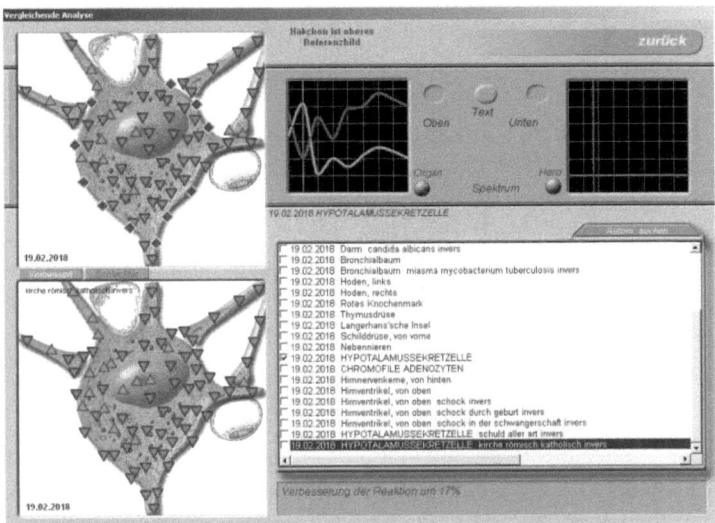

**Abb. 82:** *Bei Invertierung von Kirche römisch katholisch kommt es zu einer Verbesserung des energetischen Befunds um 17%, so dass die katholische Kirche als Kausalfaktor eine eher geringe Rolle spielt..*

**Bewertung:** Aus den Abbildungen der Leber ergibt sich kein ganz klares Bild hinsichtlich der möglichen Kausalität, wenngleich eine eindeutige energetische Belastung zu erkennen ist. Aus der TCM ist der Zusammenhang zwischen den Organmeridianen Leber und Gallenblase und der Emotion von Wut und Zorn innerhalb des Elements Holz bekannt.

Ganz offensichtlich besteht eine feinstoffliche Belastung im Bereich der Hypothalamussekretzelle, bedingt durch eine Schuldthematik, die allerdings keine kirchlichen Hintergründe hat.

Angesichts des Herpesbefundes am ZNS ist auch an die Möglichkeit einer Temporallappenepilepsie zu denken. Die Temporallappenepilepsie ist eine zu den Epilepsie-Syndromen zählende partielle Form der Epilepsie, deren Fokus im Schläfenlappen lokalisiert ist. Die Temporallappenepilepsie ist die häufigste Epilepsieform des Kindes- und Erwachsenenalters mit Erstmanifestation zwischen dem 5. und 10. Lebensjahr. Die Anfallscharakteristik ist individuell unterschiedlich und äußert sich in einfach oder komplex partiellen Anfällen, die zu sekundär tonisch-klonischen Krampfanfällen (Grand mal) degenerieren können. Typischerweise treten Auren in Begleitung partieller Anfälle mit motorischen Automatismen (komplexe Bewegungsabläufe) auf. Kinder mit TLE weisen häufig psychomotorische Entwicklungsstörungen mit Verhaltensauffälligkeiten und Intelligenzminderung auf. Im EEG zeigen sich epilepsietypische uni- oder bitemporale Krampfpotentiale (Spikes, Sharp-waves). Die Ursachenabklärung erfolgt durch bildgebende Verfahren (MRT, CCT). Allerdings wurde, wie bereits erwähnt, hier keine entsprechende Diagnostik durchgeführt. Auch ergibt sich auf Grund der fremdanamnestischen Schilderungen der Hinweis, dass es sich im Zusammenhang mit den Wutanfällen nicht um ein Anfallsleiden handelt, denn der Patient präsentiert weder einen Bewusstseinsverlust noch tonisch-klonische Entäußerungen. Vielmehr führt der Patient bei vollem Bewusstsein Gewaltaktionen durch, indem er z.B. die Türe 10-15 mal mit voller Wucht in den Türrahmen schlägt, meist nachdem er von einem anderen Bewohner des Wohnheims durch entsprechende Äußerungen provoziert worden ist.

Die in der NLS-Analyse gefundene Belastung der Leber kann verschiedene Ursachen haben, wie dieser Fall eindrucksvoll zeigt:

- Energetische Leberschwäche auf Grund einer Darmproblematik mit Störung des Mikrobioms, wohl bedingt durch eine umfangreiche Antibiose vor 5 Jahren auf Grund einer Lyme-Borreliose. Die antibiotische Therapie hat schließlich zur Besiedelung von Candida albicans im Darm geführt. Alles, was der Darm bei gestörter Darmflora an Toxinen aus der Nahrung fälschlicherweise resorbiert, belastet die Leber energetisch und führt dann zu entsprechenden Symptomen wie Müdigkeit,

Hautflecken, Lichtempfindlichkeit der Augen, aber auch eben emotionalen Ausbrüchen im Sinne von Wut und Zorn. Ziel ist die Darm-Lebersanierung, in der Hoffnung, dass dadurch die Wutanfälle aufhören, um dann die Medikation mit Pipamperon schleichend abzusetzen.

- Zusätzlich findet sich die energetische Belastung der Leber auf Grund der Pipamperon-Medikation, d.h. das Neuroleptikum Pipamperson belastet den Lebermetabolismus und entsprechend auch die energetische Situation der Leber. Pipamperon ist ohnehin als eher problematisch einzuschätzen, da es als Neuroleptikum die Krampfschwelle senkt und somit im Fall eines Anfallsleidens die Situation eher verschlechtert. Krampfanfälle sind eine der beschriebenen Nebenwirkungen von Pipamperon.

- Angesichts des Befundes ist auch an eine Besetzung zu denken, die sich typischerweise in der NLS-Analyse als eine energetische Schwäche an der Leber, der Hypophyse und der Epiphyse als Zentren fremdenergetischer Besetzungen zeigt. Die Behandlung von Besetzungen ist kein aurachirurgisches Thema, sondern die Sache von Schamanen. Im vorliegenden Fall findet sich die Belastung ausschließlich auf der Leber, nicht jedoch auf der Hypophyse und der Epiphyse.

Die aurachirurgische Therapie besteht in der Relokalisierung der Hoden mit virtueller Fixation über entsprechende operative Nähte.

# Hautausschlag

**Anamnese**: Die 37-jährige Patientin leidet seit Jahren unter einer Akne inversa[3], die auf bisher durchgeführte Therapieversuche nicht gut anspricht.

**Aurachirurgie**: Keine karmischen Muster vorhanden.

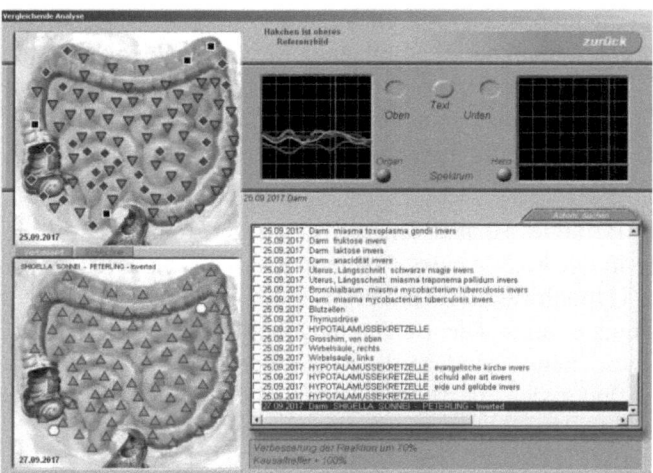

***Abb. 83:*** *Bei Invertierung von Shigella sonnei ergibt sich eine Verbesserung des energetischen Befundes um stattliche 70%.*

**Beurteilung**: Haut ist in der TCM das Sinnesorgan des Elements Metall, zu dem Darm und Lunge als Organmeridiane dazugehören. Bei einer Störung des Mikrobioms im Darm und/oder eine energetischen Störungen der Lunge kommt es typischerweise somit auch zu Symptomen der Haut mit Unreinheiten, unklaren Ausschlägen etc. Im vorliegenden Fall verbessert sich das Hautbild nach homöopathischer Ausleitungstherapie deutlich.

---

[3] Die Acne inversa ist eine chronische Hauterkrankung, der eine Entzündung der Talgdrüsen und äußeren Wurzelscheiden der Terminalhaarfollikel zugrunde liegt. Die Acne inversa betrifft beide Geschlechter, wobei sie bei Männern häufiger perianal sowie perigenital auftritt, bei Frauen eher axillär. Die Erstmanifestation der Erkrankung kann von der Pubertät an bis ins hohe Alter erfolgen. Das Haupterkrankungsalter liegt zwischen dem 20. und 30. Lebensjahr. Frauen sind etwas häufiger betroffen. Die Ätiologie der Acne inversa ist nicht vollständig geklärt. Genetische Faktoren spielen eine Rolle, da die Erkrankung familiär gehäuft auftritt. Dabei scheint es sich um einen autosomal-dominanten Erbgang mit hoher Penetranz zu handeln. Der zugrunde liegende genetische Defekt soll sich in der Region 1p21.1– 1q25.3 befinden. Darüber hinaus gibt eine Reihe von Faktoren, die den Krankheitsverlauf begünstigen bzw. zum Ausbruch der Krankheit führen: Rauchen, Übergewicht, Hyperhidrosis, Diabetes mellitus, hormonelle Einflüsse auf die Talgproduktion (Androgene), Stress.

# Hodenvergrößerung

**Anamnese**: 41-jähriger Patient kommt in die Behandlung wegen seiner vergrößerten Hoden. Laut Urologe bestünden mehrere Hodenzysten[4], die jedoch gutartiger Natur seien. Der Patient beschreibt die Hodenvergrößerung als sehr störend: V.a. beim Tragen von engen Hosen käme es zu Druckschmerzhaftigkeit, die dann über Stunden anhalte, auch wenn er die Hose wechsle. Zu einer Zystenenukleation, wie sie ihm vom Urologen vorgeschlagen worden sei, könne er sich nicht entscheiden, zumal es auch gleich mehrere Zysten seien.

**Aurachirurgie**: In der aurachirurgischen Exploration zeigt sich das karmische Muster der Kastration im Vorleben. Sowohl in der NLS-Analyse als auch bei der virtuellen Hodenrefixation zeigt sich ein auffälliger Befund, der Patient geht hier in eine deutliche Resonanz und spürt, wie ihm der Aurachirurg die Hoden annäht.

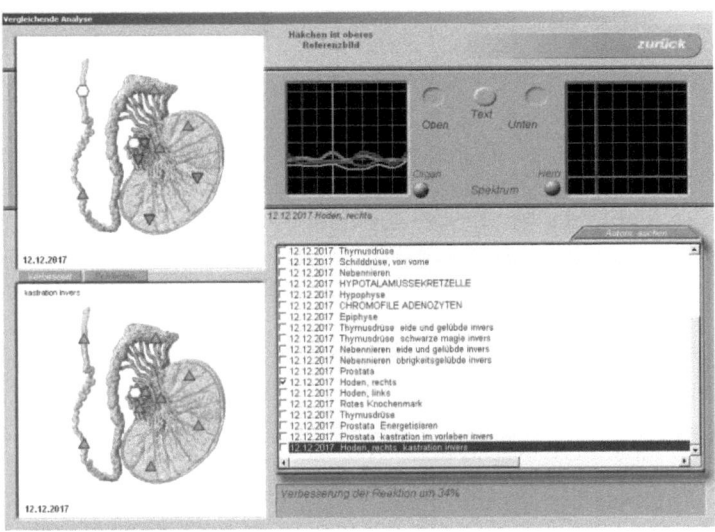

***Abb. 84:*** *Energetische Schwäche auf den Hoden, bei Prüfung auf Kastration im Vorleben zeigt sich eine Verbesserung um 34%.*

---

[4] Bei Hodenzysten wird zwischen gutartigen und bösartigen Zysten unterschieden. Gutartige Zysten entstehen durch tubuläre Ektasie des Rete testis, durch zystische Hodendysplasie, durch eine Epidermoidzyste oder Dermoidzyste, des weiteren gibt es Zysten der Tunica albuginea und Spermatozelen. Allgemein werden solche Zysten als Fehlbildungszysten im Rahmen der embryonalen Keimdrüsenzellbildung angesehen. Bösartige Zysten finden sich im Rahmen von Teratomen, Keimzelltumoren des Hodens, Karzinomen des Nebenhodens und bei Metastasen, ausgehend von anderen Organsystemen.

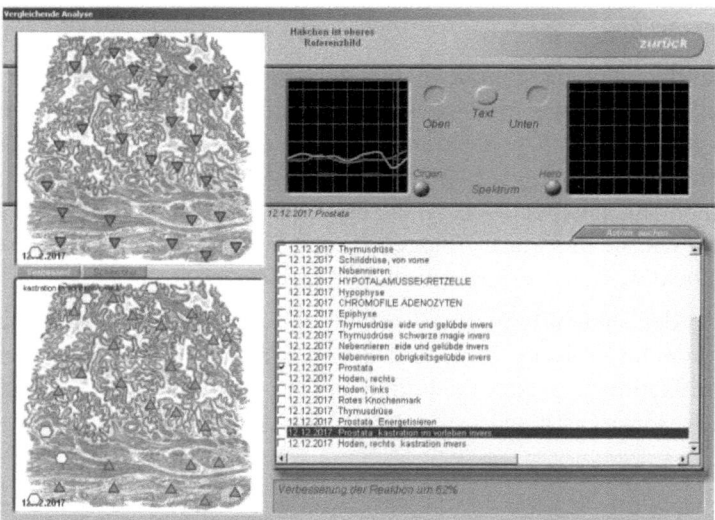

***Abb. 85:*** *Energetische Schwäche auf der Prostata, bei Prüfung auf Kastration im Vorleben zeigt sich eine Verbesserung um 62%.*

**Beurteilung:** Eindrucksvoll ist die Resonanz, in die der Patient geht, als ihm der Aurachirurg die Hoden zurücksetzt und durch Naht fixiert. Die energetische Belastung durch das karmische Muster der Kastration im Vorleben wird in der aurachirurgischen Interpretation als Auslöser der Hodenvergrößerung angesehen. Es fällt auf, dass bei Hodenerkrankungen generell dieses Muster immer wieder gefunden wird, und dass sich die Symptomatik nach aurachirurgischer Intervention in der Regel deutlich bessert. Auch im vorliegenden Fall kommt es zu einer Reduktion der Symptome und auch zu einer Verkleinerung der Zysten.

# Fettgeschwulst

**Anamnese**: Die 62-jährige Patientin kommt zur Behandlung wegen eines intra-abdominellen Tumors im Bauch. Nach Aussage des Radiologen handelt es sich um ein intraabdominelles Lipom[5], das mit 10 cm im Durchmesser eine beträchtliche Größe aufweist. Die Patientin kann es beim Liegen durch die Bauchdecke tasten. Zunächst wird ein großes Myom vermutet, aber in der radiologischen Diagnostik stellt es sich doch als Lipom heraus, das vom kleinen Netz seinen Ausgang nimmt. Das Lipom bereite ihr immer wieder einmal einen unangenehmen Druck im Bauch, sei aber ansonsten nicht störend. Seit wann sie das Lipom habe, könne sie gar nicht genau sagen.

**Aurachirurgie:**

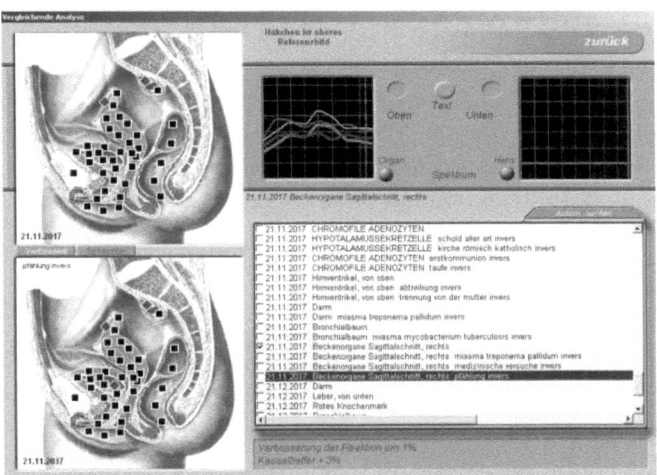

***Abb. 86:*** *Im Bereich des Beckens im Sagittalschnitt keine Verbesserung des energetischen Befundes bei Invertierung von Pfählung im Vorleben, d.h. eine derartige Belastung liegt nicht als Ursache zugrunde.*

---

[5] Lipome sind gutartige Tumoren, die sich aus reifen Fettgewebszellen (Adipozyten) entwickeln. In den meisten Fällen sind sie im Subkutangewebe lokalisiert. Sie können jedoch auch in Muskeln ("intramuskulär") oder inneren Organen vorkommen. Die Ätiologie ist unbekannt. Für solitäre Lipome konnte eine Häufung bei bestimmten Stoffwechselerkrankungen (Diabetes mellitus, Hyperlipidämie) bislang nicht nachgewiesen werden. Multiple Lipome kommen bei bestimmten Erbkrankheiten vor, z.B. bei Lipomatosis dolorosa (Morbus Dercum). Bei den subkutanen Lipomen ist die Prognose gut. Sie stellen in der Regel nur ein kosmetisches Problem dar. Die maligne Entartung zu Liposarkomen ist sehr selten. Lipome in anderen Körperregionen können - abhängig von ihrer Lokalisation - durch ihr verdrängendes Wachstum funktionelle Beeinträchtigungen auslösen.

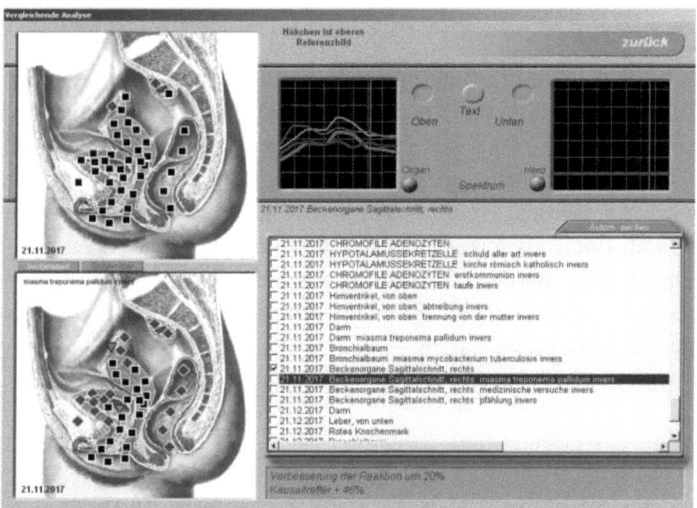

**Abb. 87:** *Bei Invertierung von Treponema pallidum kommt es zu einer Verbesserung des energetischen Befundes um 20%, die Kausalitätstrefferquote liegt nur bei 46% und es bleiben immer noch zahlreiche schwarze Markierungen übrig, so dass noch ein weiterer Mechanismus ursächlich vorhanden sein muss.*

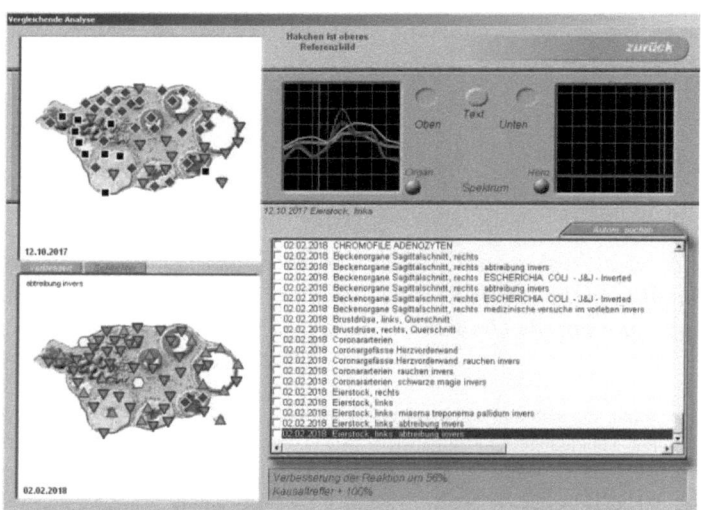

**Abb. 88:** *Im Bereich der Ovarien zeigt sich eine deutliche energetische Belastung, die bei Invertierung von Abtreibung fast vollständig verschwindet, es kommt zu einer Verbesserung des energetischen Befundes um 56%. Die Patientin gibt an, vor 25 Jahren eine Abtreibung durchgeführt zu haben.*

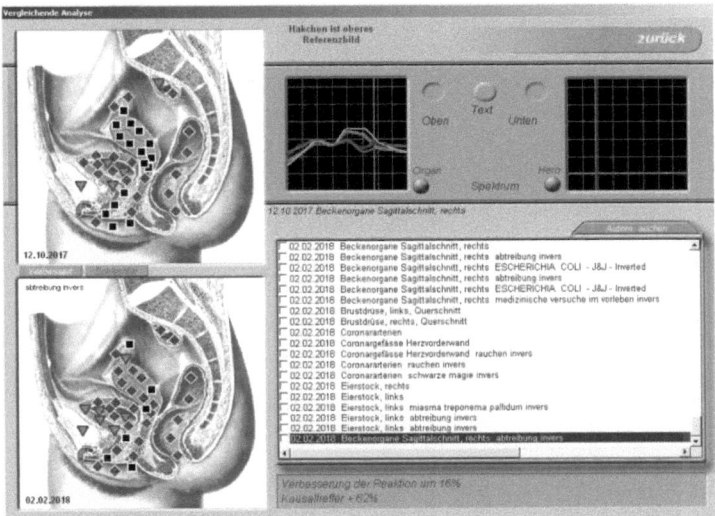

**Abb. 89:** *Weniger deutlich findet sich die energetische Belastung durch Abtreibung im Becken Sagittalschnitt, hier verbessert sich der energetische Befund bei Invertierung nur um 16%.*

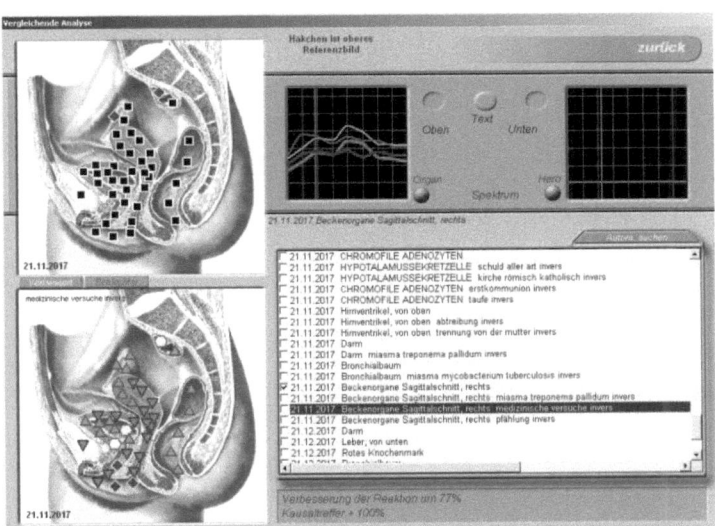

**Abb. 90:** *Sehr eindrucksvoll ist die Verbesserung des energetischen Befundes bei Invertierung von Medizinische Versuche im Vorleben. Hier zeigt sich eine Verbesserung um 77%..*

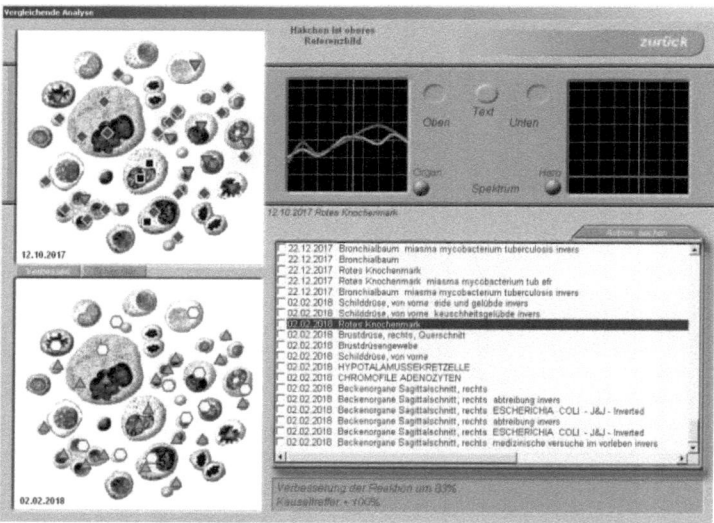

***Abb. 91:*** *Im Roten Knochenmark findet sich ebenfalls eine deutliche Belastung, die bei Invertierung von Treponema pallidum um 87% verbessert werden kann.*

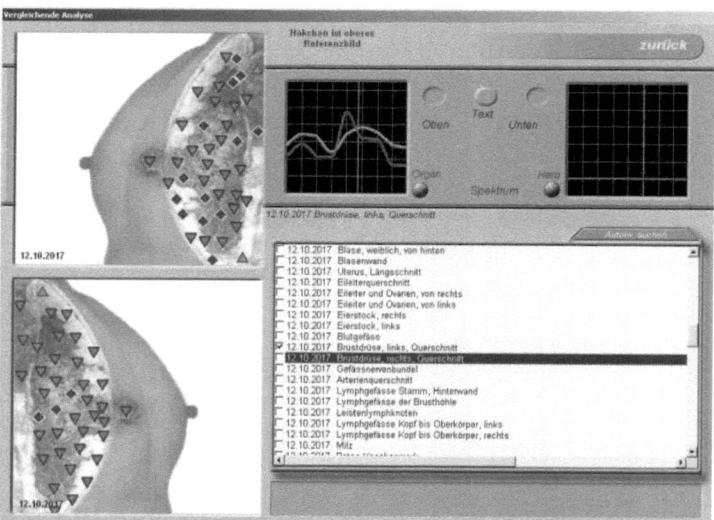

***Abb. 92:*** *Die energetische Belastung durch Treponema pallidum findet sich auch auf beiden Brustdrüsen. Die Patientin gibt an, bislang keine tumorösen Erkrankungen an der Brust gehabt zu haben, bei der letzten gynäkologischen Untersuchung sei alles soweit in Ordnung gewesen.*

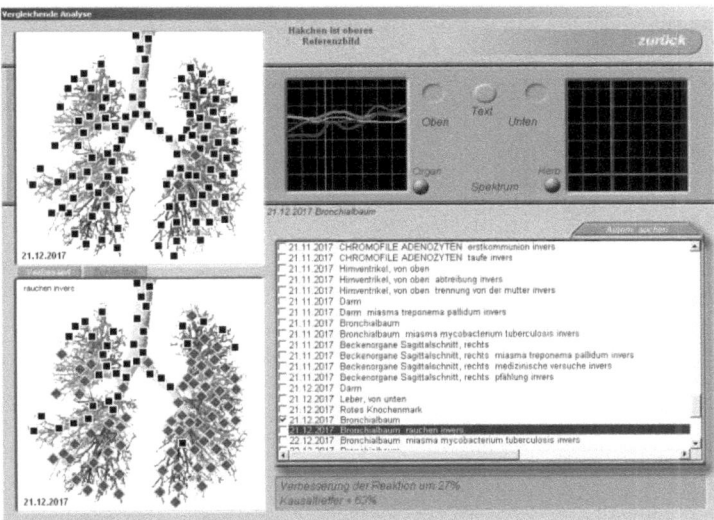

**Abb. 93:** *Auf den Bronchien findet sich eine schwere energetische Belastung, die bei Invertierung von Rauchen um 27% verbessert wird. Die Patientin gibt an, pro Tag eine halbe Schachtel Zigaretten zu rauchen.*

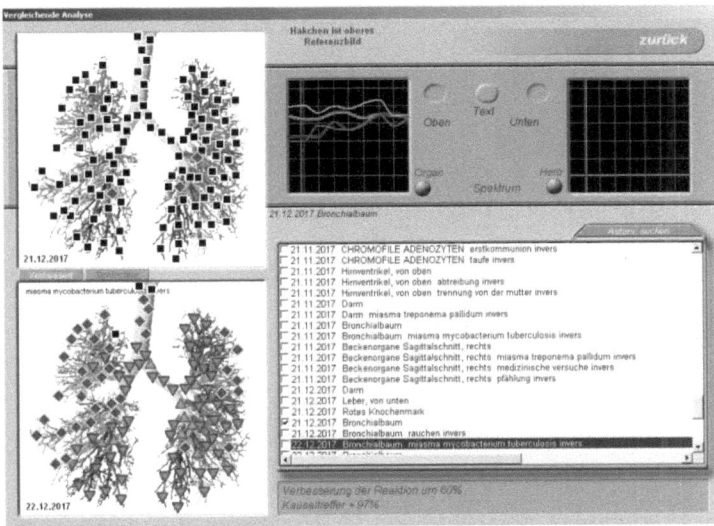

**Abb. 94:** *Deutlich besser wird der energetische Befund bei Invertierung von Mycobacterium tuberculosis mit einem Wert von 60%. Wie schon mehrfach beschrieben, fällt auf, dass die energetischen Belastungen durch Miasmen von Erregern in der NLS-Analyse immer schwerer wiegen als das Rauchen.*

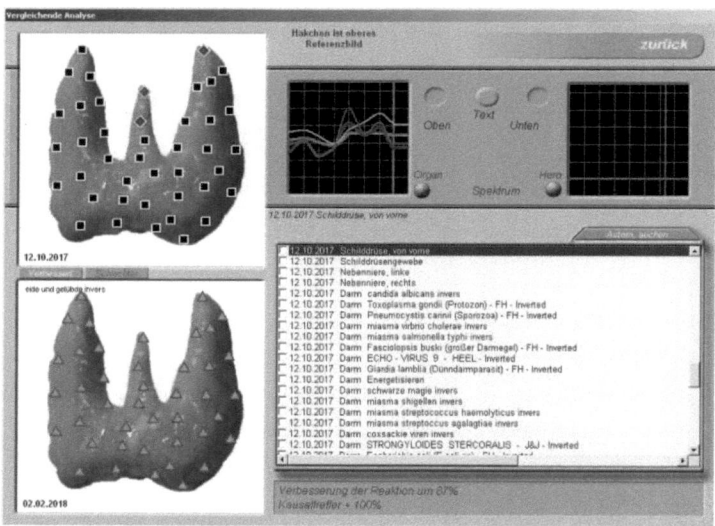

**Abb. 95:** *Deutliche energetische Belastung auf der Schilddrüse durch Eide und Gelübde, bei Invertierung kommt es zu einer Verbesserung um 87%.*

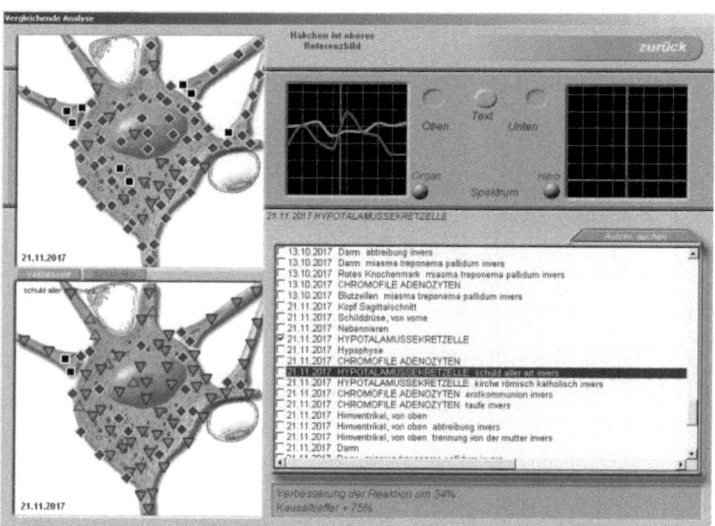

**Abb. 96:** *Schwere energetische Belastung auf der Hypothalamussekretzelle mit einer Verbesserung des energetische Befundes um 34% bei Invertierung von Schuld aller Art.*

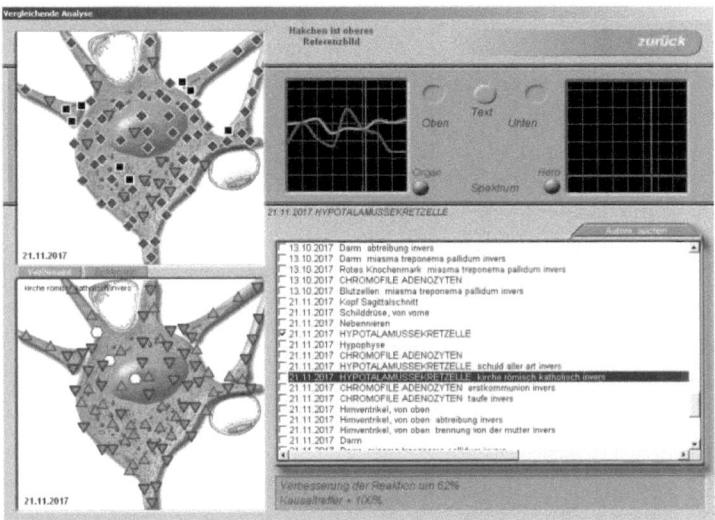

**Abb. 97:** *Bei Invertierung von Kirche römisch-katholisch kommt es zu einer Verbesserung des energetische Befundes um 62%.*

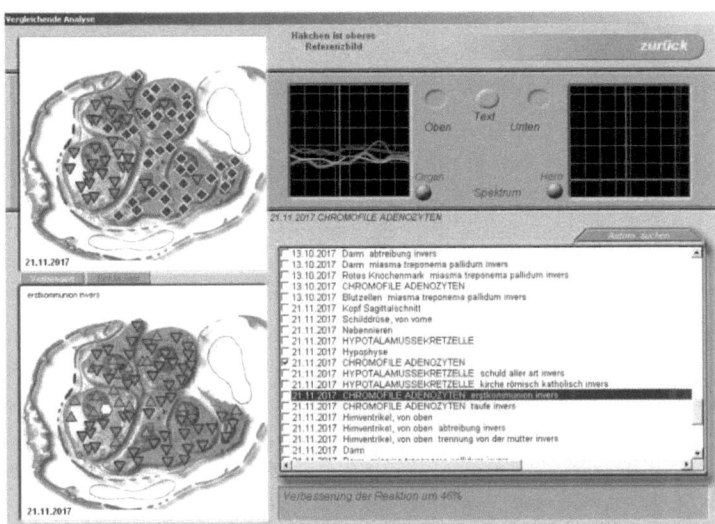

**Abb. 98:** *Schwere energetische Belastung auf den chromophilen Adenozyten, bei Invertierung von Erste Kommunion kommt es zu einer Verbesserung des energetische Befundes um 46%.*

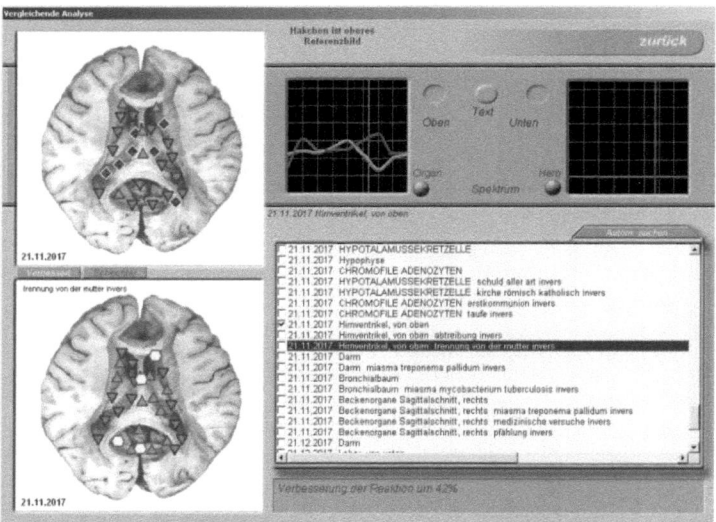

***Abb. 99:*** *Energetische Belastung im Hirnventrikel, nach einigen ergebnislosen Versuchen (Invertierung von Hamersche Herde aller Art, Invertierung von Miasma Treponema pallidum) schließlich deutliche Verbesserung des energetischen Befundes um 42% bei Invertierung von Schock durch Trennung von der Mutter. Die Patientin berichtet, dass sie als Kind nach der Scheidung der Eltern zum Vater gegeben wurde, was ihr seinerzeit einen schweren Schock versetzt habe.*

**Bewertung:** Beeindruckend ist auch in diesem Fall die schwere energetische Belastung auf Grund der vor 25 Jahren durchgeführten Abtreibung auf den Ovarien, teilweise auch auf dem Uterus. Auch wenn diese Hypothese etwas weit hergeholt zu sein scheint, so kann die Lipombildung als eine Scheinschwangerschaft interpretiert werden in der Weise, dass etwas intraabdominell zu wachsen beginnt. 3 Monate nach der aurachirurgischen Behandlung wird eine Kontrolluntersuchung durchgeführt. Hier zeigen sich durchweg verbesserte Befunde, insbesondere die Belastungen durch Schuld, Eide und Gelübde, aber auch die miasmatische Störungen durch Treponema pallidum sowie die energetischen Belastung durch die Abtreibung ist erheblich reduziert. Die Patientin fühlt sich auch klinisch sehr viel besser als zuvor. Das intraabdominelle Lipom ist symptomarm, drückt weniger als früher, ist aber immer noch tastbar. Es wird ein Folgetermin vereinbart, um zu prüfen, ob sich auch hier noch eine Änderung ergibt.

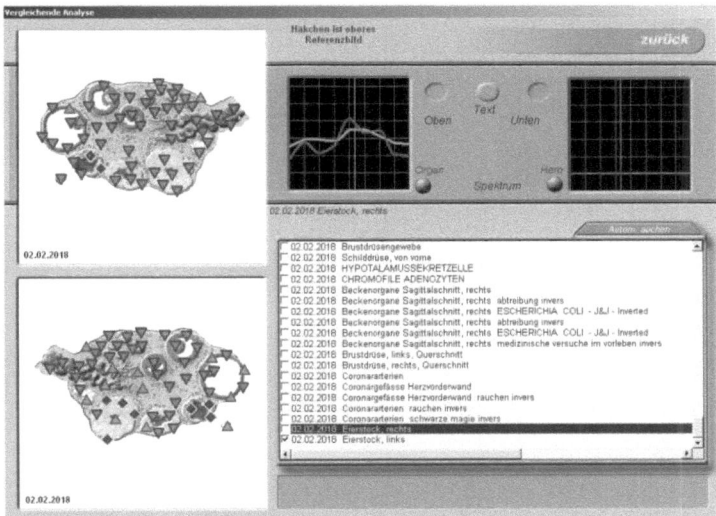

**Abb. 100:** *Beide Ovarien nach Durchführung der aurachirurgischen Auflösungsprozedur und nach homöopathischer Ausleitung von Treponema pallidum energetisch deutlich gebessert.*

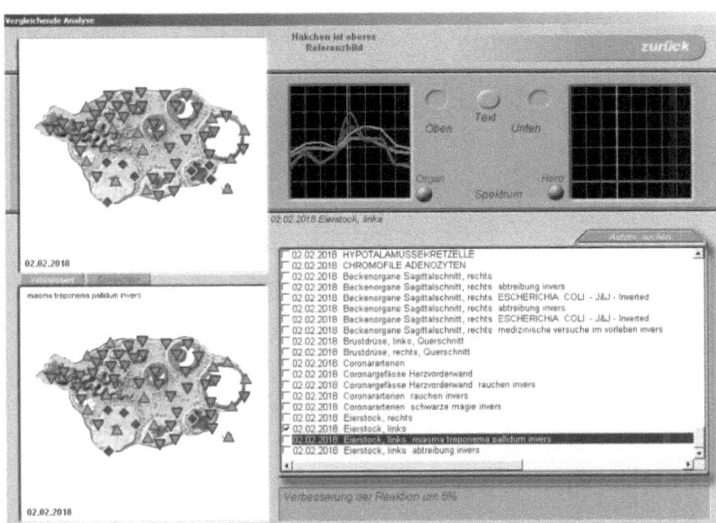

**Abb. 101:** *Keine weitere Verbesserung des energetischen Befundes bei Eingabe von „Abtreibung invers" in der NLS-Analyse an den Ovarien möglich, d.h. die aurachirurgische Ausleitung hat funktioniert und ist abgeschlossen.*

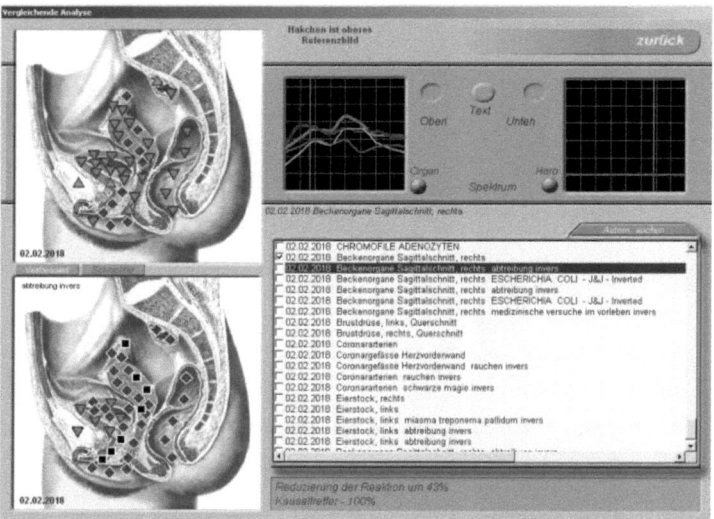

**Abb. 102:** *Auch keine weitere Verbesserung des energetischen Befundes durch Abtreibung invers möglich, d.h. die aurachirurgische Ausleitung hat funktioniert und ist abgeschlossen.*

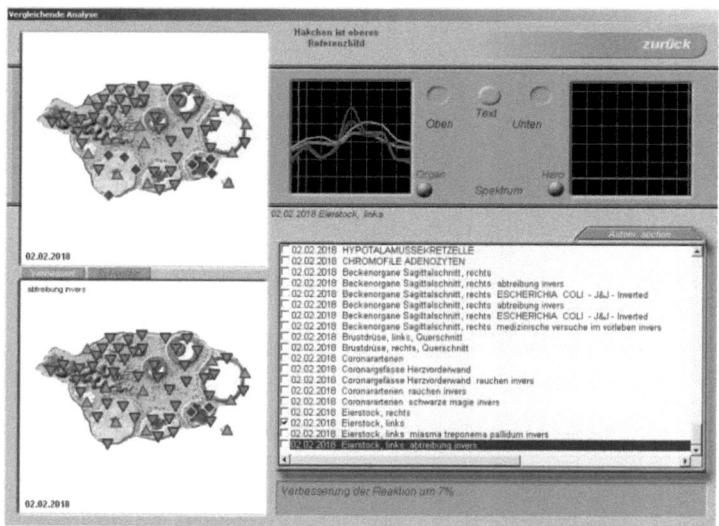

**Abb. 103:** *Auch keine weitere Verbesserung des energetischen Befundes durch Abtreibung invers möglich, d.h. die aurachirurgische Auflösungsprozedur hat funktioniert und ist abgeschlossen.*

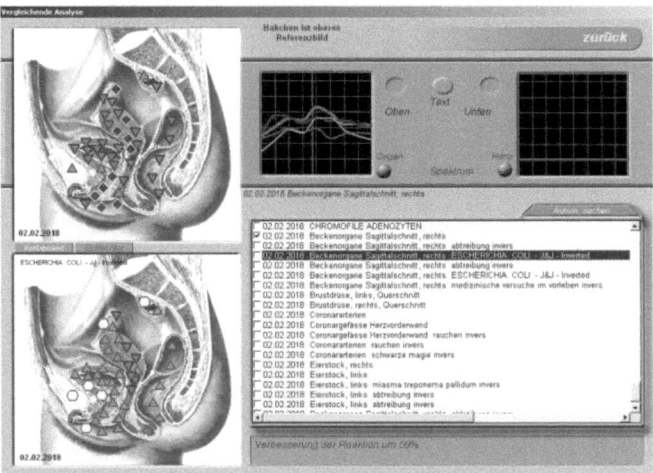

*Abb. 104:* Nach wie vor besteht eine energetische Belastung im Becken Sagittal-schnitt, die bei Invertierung von E. coli um 58% verbessert werden kann. Die Patientin beschreibt, dass sie seit vielen Jahren ein urogenitales Problem habe: Nach dem Geschlechtsverkehr mit ihrem Mann bekomme sie immer eine Blasen-entzündung, deshalb nehme sie danach eine Tablette Nitrofurantoin, dann gebe es keine Entzündung.

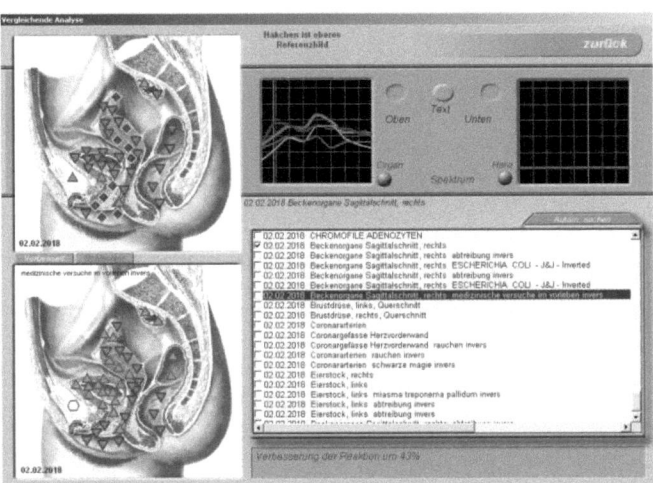

*Abb. 105:* Immer noch besteht das karmische Muster der medizinischen Versuche: Entweder wurde dieses Muster beim ersten aurachirurgischen Termin nicht adäquat behandelt oder es kam zu einem Rezidiv.

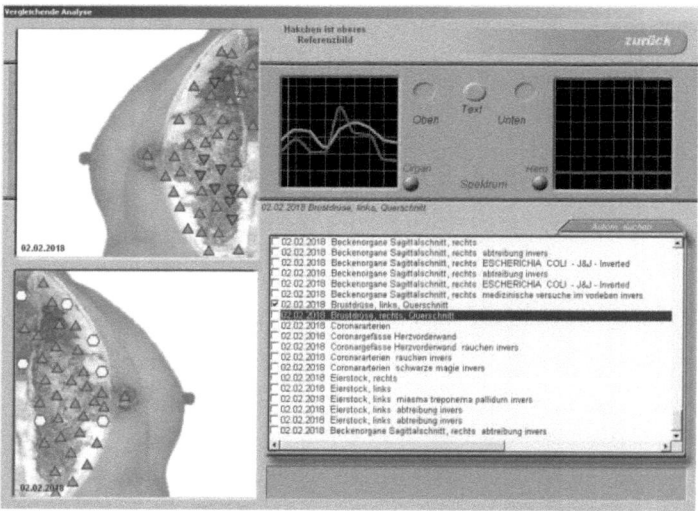

**Abb. 106:** *Energetischer Befund nach homöopathischer Ausleitung von Trepo-nema pallidum: Während die rechte Brust einen unauffälligen Befund zeigt, gibt es in der linken Brust immer noch energetische Schwachstellen in Form von nach unten gerichteten roten Dreiecken.*

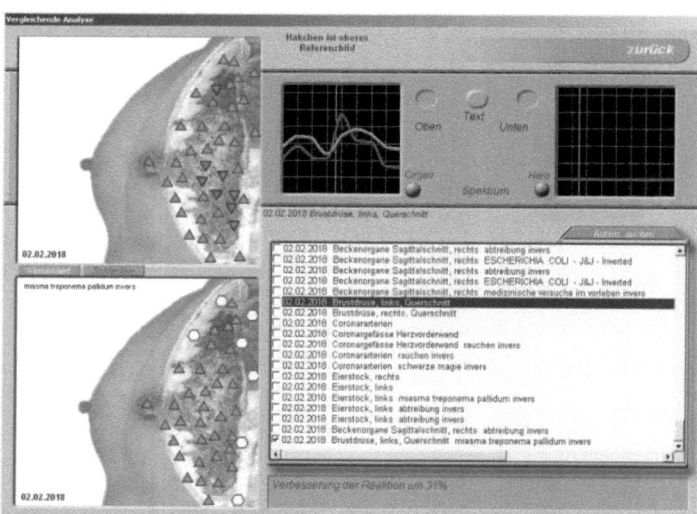

**Abb. 107:** *Linke Brust: Bei Invertierung von Treponema pallidum verbessert sich der energetische Befund immer noch um 31%, was zeigt, dass die bislang durchgeführte Ausleitungstherapie noch nicht abgeschlossen ist. Entsprechend wird der Patientin empfohlen, die Ausleitungsbehandlung fortzusetzen.*

# Niesanfälle

**Anamnese**: Der 65-jährige Patient kommt in die Behandlung wegen seiner seit Monaten bestehenden Niesanfälle. Immer nachmittags um etwa 15 Uhr beginnen heftige Niesanfälle, die für etwa 30 Minuten anhalten und dann langsam wieder abklingen. Die Frequenz des Niesattacken liegt bei ca. 1 Minute, d.h. jede Minute niest der Patient. Die Anfälle sind belastend, denn in dieser Zeit ist der Patient nicht in der Lage, etwas anderes zu tun als mit den Niesattacken zu „kämpfen". Seit einigen Jahren leidet der adipöse Patient unter einem arteriellen Hypertonus und einer erhöhten Blutzuckerstoffwechsellage. Allergien sind nicht bekannt, auch ist der Patient zum Zeitpunkt der Anfälle keinen Abgasen, Reizstoffen, Umweltverschmutzung oder Tabakrauch ausgesetzt. Die Anfälle treten in verschiedenen Umgebungen auf, insbesondere auch zuhause, so dass kalte Luft oder Temperaturwechsel als Auslöser ausscheiden.

**Aurachirurgie**: In der aurachirurgischen Exploration der karmischen Muster zeigt sich die Belastung durch Medizinische Versuche im Vorleben. Hier findet sich sowohl eine Nasentamponade als auch eine Magensonde. Der Patient gibt an, seit Jahrzehnten unter Reflux und Sodbrennen zu leiden. Sowohl die Nasentamponaden als auch die Magensonde können erfolgreich aurachirurgisch entfernt werden. In der NLS-Analyse zeigt sich eine schwere energetische Belastung des Darms durch Candida albicans, mit einer konsekutiven energetischen Belastung der Leber. Der Patient beschreibt seine Vorliebe für Süßigkeiten. Der Bronchialbaum ist in der NLS-Analyse unauffällig.

**Bewertung:** In der TCM besteht ein Zusammenhang zwischen dem Sinnesorgan Nase und dem Element Metall, zu dem die Meridiane von Dickarm und Lunge gehören. Nach Durchführung der Darmsanierung verbessern sich die Niesanfälle als auch das Sodbrennen, was als Erfolg der aurachirurgischen Intervention gewertet werden kann.

# Zahnfleischschwund

**Anamnese**: Die 24-jährige Patientin kommt in die Behandlung wegen ihres chronischen Zahnfleischschwundes. Im Bereich des Unterkiefers gehe das Zahnfleisch dramatisch zurück, die Zahnhälse stehen frei. Zwar habe sie einen leichten Fehlbiss, der aber als Begründung für den chronischen Zahnfleischschwund nicht ausreiche. Bereits mehrfach habe der Zahnarzt eine Zahnfleischtransplantation vorgenommen, das Problem sei aber immer wieder gekommen.

**Aurachirurgie**: In der aurachirurgischen Exploration findet sich in deutlicher Form das karmische Muster des Erhängens, das nach aurachirurgischer Entfernung bei Nachkontrolle schließlich vollständig verschwunden ist. In der Prüfung auf das karmische Muster der Schwarzen Magie präsentiert die Patientin in allen Ebenen eine Resonanz, auch hier wird das Muster fachgerecht aufgelöst. Auch zeigt sich das karmische Muster der medizinischen Versuche, hier insbesondere eine Nasensonde, die deutlich bis in die Stirnhöhlen hochzieht. Das Muster wird entsprechend aufgelöst.

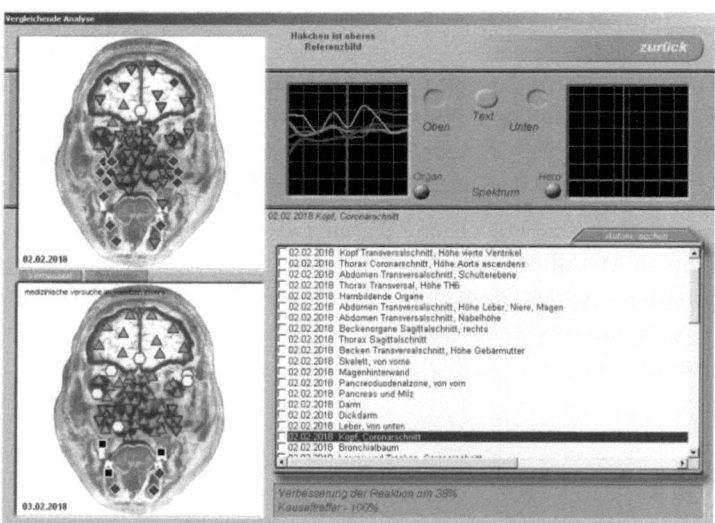

**_Abb. 108:_** _Schwere energetische Belastung im Bereich des Kopfes im Coronarschnitt: Nach Invertierung von Medizinische Versuche im Vorleben verbessert sich der energetische Befund um 38%. Deutlich erkennbar ist die schwere energetische Belastung im Bereich der Zähne und des Zahnfleisches, die sich durch die Invertierung nicht bessert. Deutlich gebessert ist jedoch auch der energetische Befund im Gehirn, die Patientin berichtet, immer müde zu sein, was das klinische Korrelat zu diesem Befund darstellt._

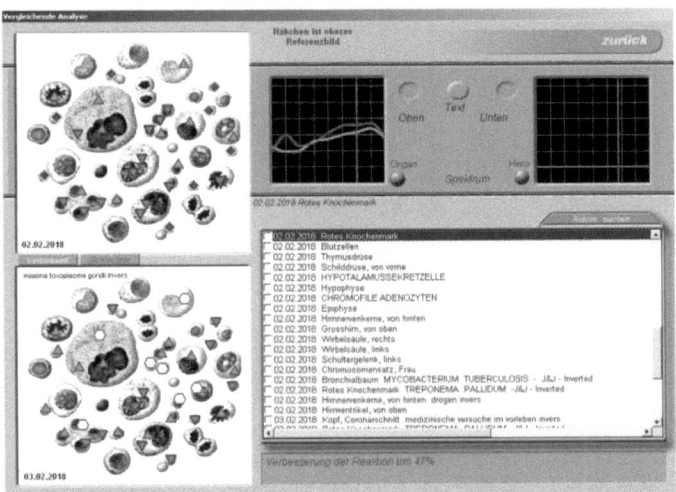

**Abb. 109:** *Mehr ein Zufallsbefund im Rahmen der routinemäßig durchgeführten Analyse der Roten Knochenmarks ist die deutliche energetische Belastung durch das Miasma von Toxoplasma gondii. Bei Invertierung kommt es zu einer Verbesserung des energetischen Befundes um 47%. Die Patientin berichtet, selbst keine Katzen zu haben, jedoch habe ihre Großmutter und auch ihre Mutter im Kindesalter mit sehr vielen Katzen zusammen gelebt. Dieser Befund ist insofern bemerkenswert, als die Patientin beschreibt, dass in ihrer Familie immer wieder Depressionen vorkämen, über die aber nicht gesprochen werde. Auch bei sich selbst kenne sie depressive Phasen, die aber bislang nie so schlimm gewesen seien, dass man sie habe behandeln müssen. Im Lehrbuch der Aurachirurgie wird eine große dänische Studie beschrieben, die in der Schulmedizin durchgeführt wurde: Eine schulmedizinische wissenschaftliche Publikation aus Dänemark beschreibt die Situation: Die Forscher analysierten, ob mit dem Parasiten Toxoplasma gondii infizierte Mütter ein erhöhtes Risiko haben, sich selbst zu verletzen und Suizidversuche zu unternehmen. Untersucht wurden 45.788 dänische Frauen, die zwischen 1992 und 1995 in Dänemark ein Kind zur Welt gebracht hatten. Von den neugeborenen Kindern wurden Blutproben bewertet. Fanden die Forscher im Blut der Kinder Antikörper gegen Toxoplasmen, mussten die Mütter irgendwann im Leben einmal mit dem Parasiten infiziert gewesen sein. Mit Toxoplasmen infizierte Mütter hatten ein um 50 Prozent höheres Risiko gegenüber nichtinfizierten Müttern, einen Suizidversuch zu unternehmen. Das Risiko scheint umso größer zu werden, je mehr Antikörper gegen den Parasiten im Blut nachweisbar sind. Das Risiko für einen gewalttätigen Selbsttötungsversuch stieg gar um 80 Prozent, die Wahrscheinlichkeit eines erfolgreichen Suizids war gegenüber nichtinfizierten Frauen verdoppelt.*

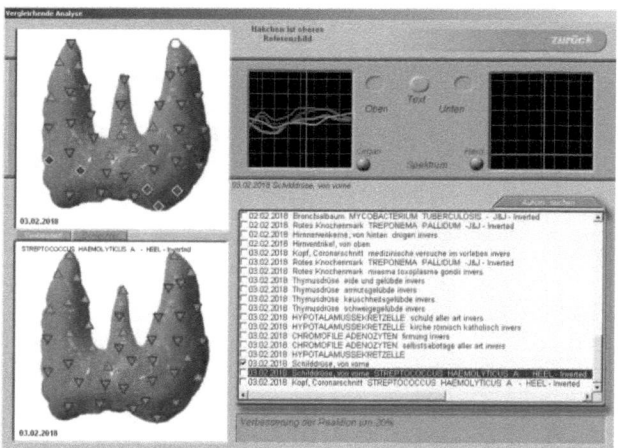

**Abb. 110:** *In der Schilddrüse zeigt sich eine energetische Störung, passend zur Anamnese der Patientin, die berichtet, dass sie seit Jahren unter einer Minderfunktion der Schilddrüse sei, weswegen sie jeden Tag Schilddrüsenhormone einnehme. Nachdem die Invertierung von Eiden und Gelübden keine Besserung bringt, versucht es der Aurachirurg mit Streptococcus haemolyticus, was typischerweise zur Lösung führt: Und tatsächlich, der energetische Befund bessert sich um 20%.*

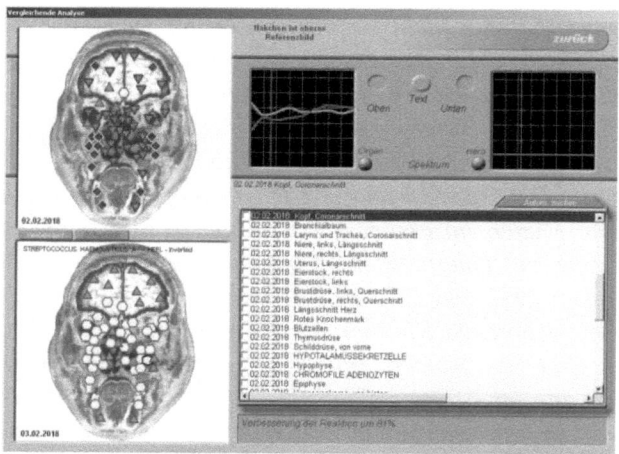

**Abb. 111:** *Insofern stellt sich die Frage, ob die Belastung mit Streptococcus haemolyticus nicht unter Umständen auch für den Zahnfleischbefund verantwortlich zu machen ist. Und tatsächlich: Bei Invertierung von Streptococcus haemolyticus kommt es zu einer Verbesserung um 81%, die Zähne sind nun frei.*

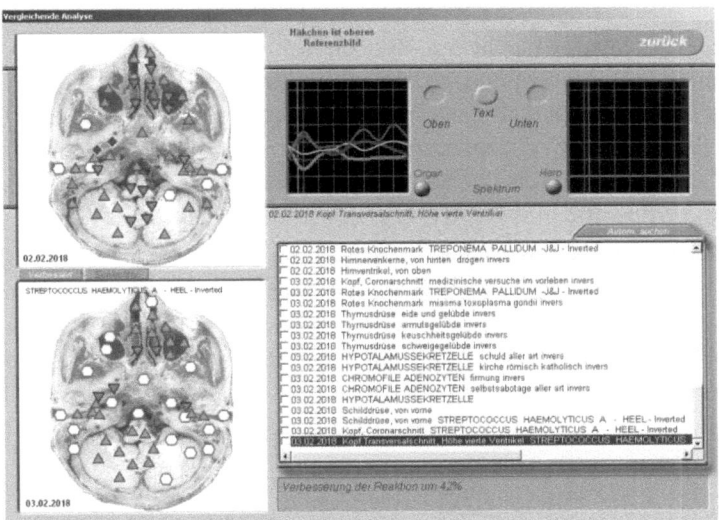

***Abb. 112:*** *Das gleiche Ergebnis stellt sich ein bei Invertierung von Streptococcus haemolyticus im Bereich des Kopfes im Transversalschnitt. Hier kommt es zu einer Verbesserung des energetischen Befundes um 42%, die vormals bestehenden braunen Markierungen im Bereich der Tuben sind verschwunden. Als die Patientin diesen Befund sieht, meint sie, dass das dann wohl alle ihre Probleme löse, denn seit Jahren leide sie auch unter erheblichen Mittelohrproblemen.*

**Bewertung:** Dieser Fall ist sehr beeindruckend, denn er liefert eine schlüssige energetisch-informatorische Wirkkette, bestehend aus einer Kombination von karmischen und miasmatischen Belastungen. Zum Beginn findet sich das karmische Muster des Erhängens mit den dafür typischen Symptomen: Rezidivierende Tonsillitis, große Abneigung gegen Ungerechtigkeiten, Engegefühl am Hals, intermittierender Tinnitus und Migräneattacken, Unverträglichkeit für eng anliegende Kleidungsstücke wie z.B. Rollkragenpullover. Die wiederkehrenden Mandelentzündungen schließlich bilden den Nährboden für den Streptococcus haemolyticus, der als miasmatische Belastung in der NLS-Analyse im Mund- und Nebenhöhlenbereich gefunden werden kann. Bei Invertierung von Streptococcus haemolyticus verbessert sich der energetische Befund in der NLS-Analyse auf dramatische Weise, insbesondere die Belastungen im Bereich von Zahnfleisch und Zähnen sind vollständig verschwunden. Somit ist davon auszugehen, dass der chronische Zahnfleischschwund durch eine persistierende Belastung mit Streptococcus haemolyticus verursacht wird.

Beeindruckend ist auch die deutliche Resonanz bei der Prüfung des karmischen Musters der Medizinischen Versuche im Bereich der Nase. Nach aurachirurgischer Entfernung der Nasentamponaden, die bis in die Nebenhöhlen ausstrahlen, berichtet die Patientin plötzlich ganz beiläufig, dass sie wegen ihrer Atemprobleme seit 3 Tagen einen Cortisonnasenspray nehme, den ihr der HNO-Arzt verordnet hätte. Unmittelbar nach der aurachirurgischen Operation ist die Nasenatmung bereits verbessert.

Und tatsächlich: Durch die homöopathische Ausleitungsbehandlung verschwindet nicht nur die energetische Belastung im Mund- und Nebenhöhlenbereich in der NLS-Analyse, sondern auch die klinische Symptomatik des Zahnfleischschwundes. Der Cortisonnasenspray kann abgesetzt werden. Auch die vormaligen Mittelohrprobleme tauchen nicht mehr auf.

# Verdacht auf Hirntumor

**Anamnese: Der** 37-jährige Patient kommt in die Behandlung wegen des Verdachts auf einen Hirntumor, der neuroradiologisch gestellt wurde. Patient bringt die MRT-Bilder samt radiologischem Befund mit, woraus hervorgeht, dass es sich um einen fraglichen Hirntumor handelt. Begonnen hat das Problem mit erheblichen Kopfschmerzen, Übelkeit, Erbrechen und Schwindel, weshalb ihn der Hausarzt zum Neurologen schickt. Dieser kann keine neurologischen Auffälligkeiten feststellen, verordnet Venlafaxin[6] und schickt den Patienten weiter zum Radiologen, der den Befund eines fraglichen Hirntumors stellt. Danach erfolgt noch die Vorstellung beim HNO-Arzt, der einen Normalbefund diagnostiziert. Unter mehreren Radiologen wird nun diskutiert, ob es sich hier tatsächlich um einen Hirntumor handelt oder eher um ein Artefakt an der Hirnkonvexität im Bereich der Hirnkante. Der Patient ist sichtlich psychisch mitgenommen, hat große Angst vor der Zukunft und vor einer möglichen Hirnoperation. Nächste Woche soll nun der Vorstellungstermin beim Neurochirurgen sein.

**Aurachirurgie**: Bei der aurachirurgischen Exploration zeigt sich eine massive Druckschmerzhaftigkeit an den Druckpunkten des Gallenblasenmeridians. Der Patient hat ein deutliches Übergewicht von mindestens 20 kg und trägt trotz seines jungen Alters einen beträchtlichen Bauch vor sich her. Darauf angesprochen meint er, das sei der Wohlstand. Er esse viel und gerne. Anamnestisch berichtet er über zwei depressive Episoden mit mehrmonatigen Aufenthalten in Tageskliniken. Er habe über Jahre hinweg Psychopharmaka erhalten. Es findet sich das karmisches Muster des Erhängens in einer ausgeprägten Form: Der Patient schreit geradezu auf, als der Aurachirurg an der Schlinge zu ziehen beginnt und meint völlig verängstigt, was hier denn mit ihm geschehe bzw. was der Aurachirurg hier mit ihm mache. Nach Entfernung des Stricks in der Aura ist die Resonanz in der Nachkontrolle verschwunden. Des Weiteren findet sich das karmische Muster der Schwarzen Magie, allerdings nur beim Zug zwischen den Beinen. Befragt nach Themen des Lebensversagens beschreibt der Patient, dass er immer die Angst vor einem beruflichen Versagen habe, denn in der aktuellen Arbeitsstelle gefalle es ihm sehr gut und er habe die Befürchtung, dass er irgendwann einmal wieder vor die Tür gesetzt werde, wie ihm das schon einmal passiert sei.

---

[6] Venlafaxin ist ein Arzneistoff, der in der Behandlung von Depressionen und Angsterkrankungen verwendet wird. Chemisch handelt es sich um ein Phenylethylamin-Derivat, das als selektiver Serotonin-Noradrenalin-Wiederaufnahmehemmer (SSNRI) seine Wirkung im Zentralnervensystem entfaltet.

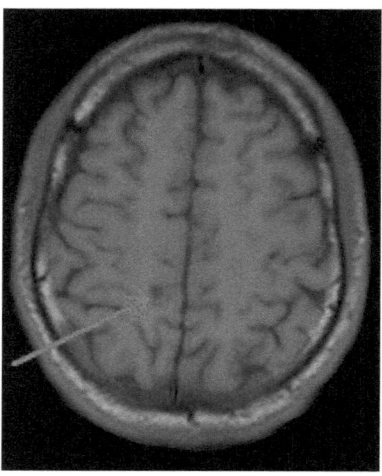

**Abb. 113:** *In der Kernspintomographie des Schädels findet sich ein diskretes hypodenses Areal, das von einigen Radiologen als Tumor interpretiert wird. Andere Kollegen wiederum sind der Auffassung, dass es sich hier um ein radiologisches Artefakt handelt.*

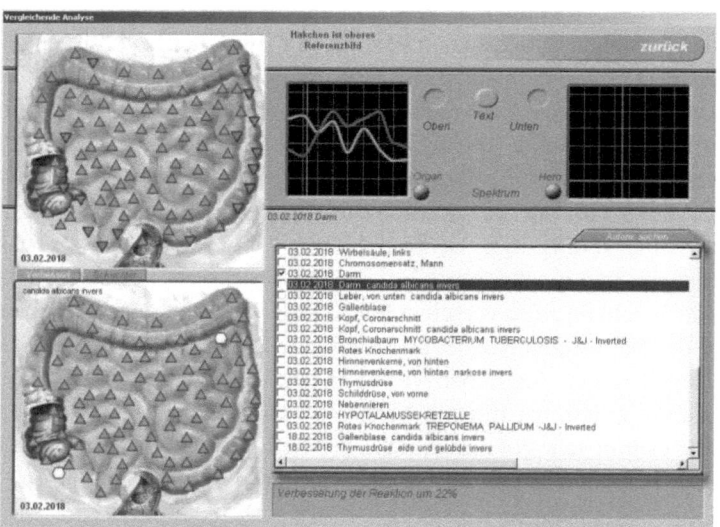

**Abb. 114:** *Beim Betrachten der Zunge zeigt sich ein dicker Zungenbelag. Entsprechend wird der Darm untersucht: Es zeigt sich eine energetische Störung im Bereich des Dickdarms, bei Invertierung von Candida albicans kommt es zu einer Verbesserung des energetischen Befundes um 22%.*

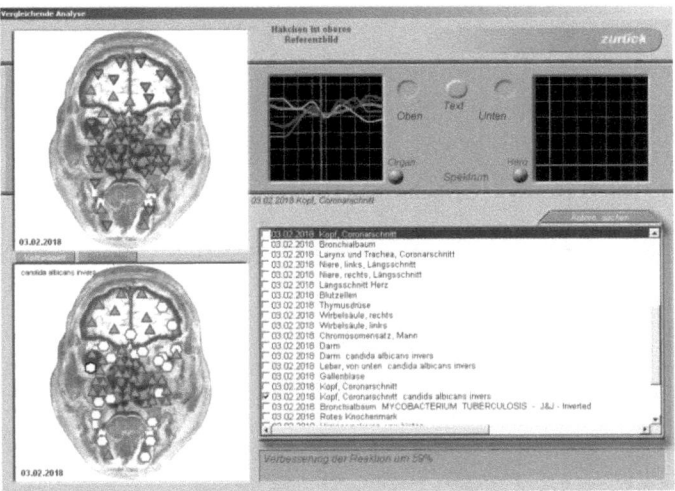

**Abb. 115:** *Auch am Kopf im Coronarschnitt bietet sich die energetische Belastung durch von Candida albicans, bei Invertierung kommt es zu einer Verbesserung des energetischen Befundes um 59%.*

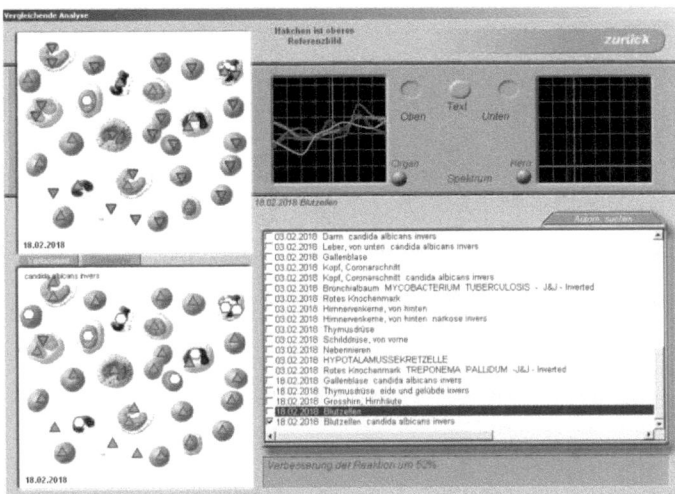

**Abb. 116:** *Die Belastung durch Candida albicans lässt sich typischerweise auch im Blut finden. Bei Invertierung kommt es zu einer Verbesserung des energetischen Befundes um 52%. Es ist bekannt, dass sich Candida albicans im Blut nicht nur durch erhöhte Antikörper der Klasse IgE bemerkbar macht, sondern sich direkt als Pilz über das Blut auf alle Organe ausbreiten kann.*

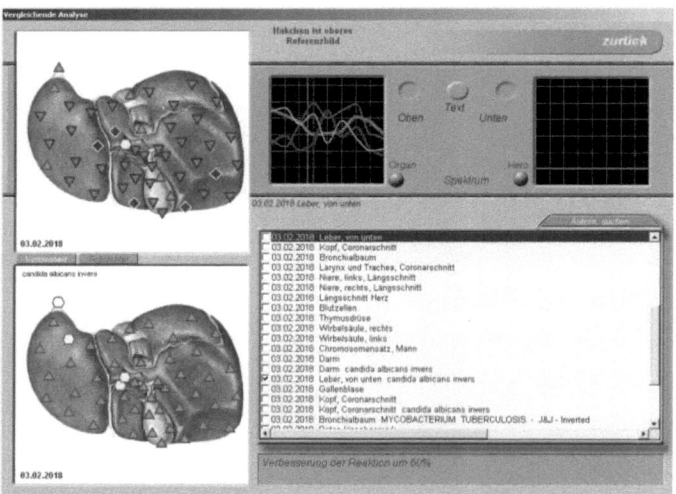

**Abb. 117:** *Energetische Belastung im Bereich der Leber, bei Invertierung von Candida albicans kommt es zu einer Verbesserung des energetischen Befundes um 60%.*

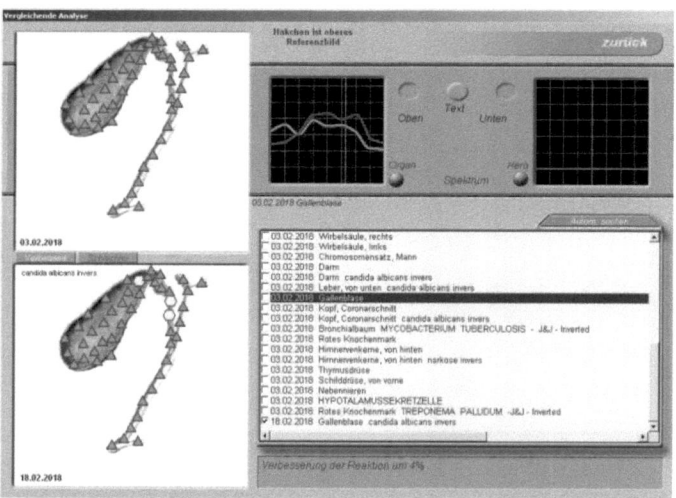

**Abb. 118:** *Überraschend ist der gute energetische Zustand der Gallenblase, bei Invertierung von Candida albicans kommt es zu einer Verbesserung des energetischen Befundes um lediglich 4%. Zu erwarten wäre hier eigentlich eine deutlichere Belastung, zumal die Gallenblasenmeridianpunkte so druckschmerzhaft sind.*

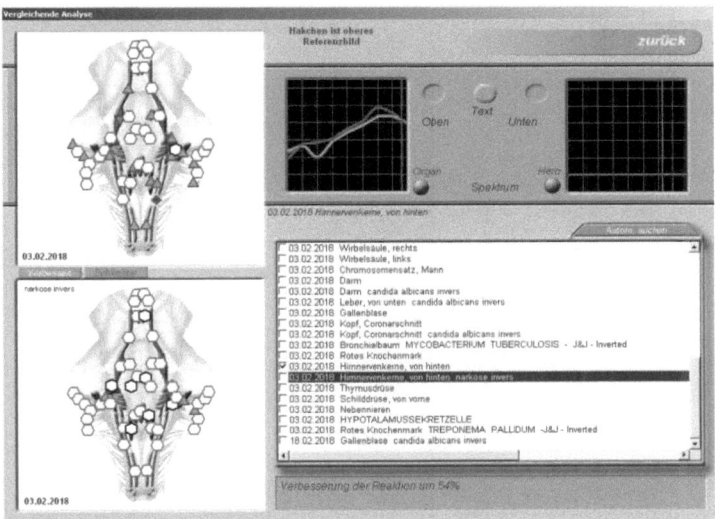

**Abb. 119:** *Energetischer Normalbefund auf dem Hirnstamm, kein Hinweis auf Drogenabusus, den man hier als energetische Belastung sehen würde.*

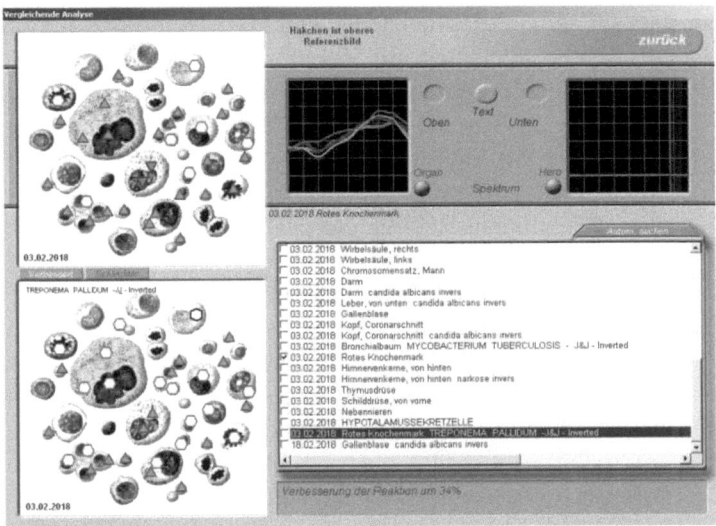

**Abb. 120:** *Energetische Belastung im Bereich des Roten Knochenmarks, bei Invertierung von Treponema pallidum kommt es zu einer Verbesserung des energetischen Befundes um 34%.*

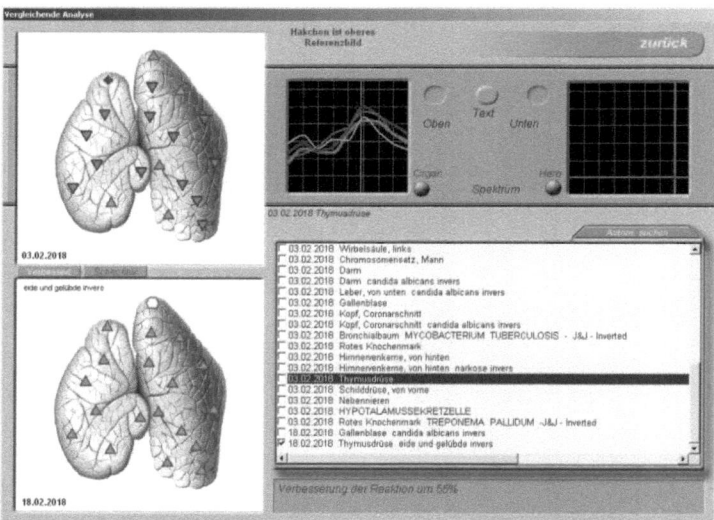

***Abb. 121:*** *Energetische Belastung der Thymusdrüse, bei Invertierung von Eide und Gelübden kommt es zu einer Verbesserung des energetischen Befundes um 55%.*

**Bewertung:** Wiederum ein sehr beeindruckender Fall: Der Neurologe hat die Migräne nicht erkannt und dem Patienten mit Venlafaxin ein Antidepressivum verordnet, wohl auf Grund einer vermuteten Somatisierungsstörung bei einem bekannten depressiven Leiden. Im Roten Knochenmark zeigt sich eine energetische Belastung, die sich durch Invertierung von Miasma Treponema pallidum verbessert. Dieser Befund passt zur Vorgeschichte mit zwei schweren depressiven Phasen. Befragt nach familiären Belastungen meint der Patient, dass das natürlich ein Problem sei, denn seine Mutter leide seit vielen Jahren und schweren Depressionen und befinde sich derzeit in stationärer Behandlung in der psychiatrischen Fachklinik. Auf der anderen Seite lässt sich argumentieren, dass die energetische Belastung auch ein Hinweis auf ein bestehendes Tumorleiden darstellt, weil aus der aurachirurgischen Erfahrung eine Belastung mit dem Miasma von Treponema pallidum typischerweise zu finden ist. Allerdings findet sich in der Prüfung der Großhirnhemisphäre in der NLS-Analyse kein lokoregionaler Belastungsbefund, was wieder gegen eine solche Hypothese spricht. Letztlich entscheidet allein der klinische Befund mit dem charakteristischen Verteilungsmuster der Schmerzsymptomatik entlang des Gallenblasenmeridians über die Diagnosestellung. Und tatsächlich: Nach einer Nahrungsumstellung mit deutlicher Gewichtsreduktion verschwindet der Kopfschmerz mit allen dazugehörigen und oben beschriebenen Begleitsymptomen.

# Prostatacarcinom Ausschluss

**Anamnese:** Ein 60-jähriger Patient kommt in die Praxis wegen seines erhöhten PSA-Wertes[7] von zuletzt 23,8 mg/ml. Der Wert steige seit Jahren kontinuierlich an, er sei deshalb seit etwa 10 Jahren in urologischer Kontrolle. In den letzten 5 Jahren seien bisher 2 Probebiopsien der Prostata entnommen worden, in beiden Fällen sei ein unauffälliger Befund herausgekommen. Nun steht nächste Woche die nächste Biopsie an, was unangenehm sei und immer über mehrere Wochen zu Erektionsstörungen führe. Allerdings habe er Angst, wie sein Vater an einem Prostatacarcinom zu erkranken, weshalb er das auf sich nehme. Nun habe er über eine Bekannte erfahren, dass es wohl auch karmische Belastungen gebe, die man prüfen und bei Bedarf behandeln könne, die für die Prostatavergröße- rung verantwortlich sein könnten. Seit mehreren Jahren müsse er mehrmals in der Nacht auf die Toilette, allerdings habe er keine erheblichen Blasenent- leerungsstörungen. Auffällig sei Blut im Urin, das zwar nicht sichtbar sei, das aber durch den Urologen bereits vor einigen Jahren als sog. Mikrohämaturie diagnostiziert wurde. Man habe daraufhin auch eine Zytoskopie[8] durchgeführt, um zu sehen, ob es sich um eine Erkrankung der Blase handle, die für die Blutbeimischung im Urin verantwortlich sei. Jedoch sei hier kein auffälliger Befund herausgekommen. Man habe das dann so interpretiert, dass wohl eine Filtrationsstörung in der Niere existiere, die dafür sorge, dass immer zuviel an roten Blutkörperchen ausgeschieden würden.

---

[7] Das prostataspezifische Antigen (abgekürzt PSA, auch Semenogelase oder Kallikrein-3) ist ein Enzym, das als physiologisches Sekretionsprodukt der prostatischen Ausführungsgänge dem Ejakulat beigemengt ist und der Verflüssigung des Samenkoagulums dient. Auch im Ejakulat der Frau findet sich PSA; es wird bei der Frau in den Paraurethraldrüsen gebildet. Es handelt sich um eine typische Serinprotease, deren Substrat das Protein Semenogelin-1 ist, dessen Spaltung den Samen beim Mann dünnflüssig macht. PSA wird vom Drüsenepithel der Prostata und von den periurethralen Drüsen produziert und findet sich in hohen Konzentrationen im Seminalplasma (bis zu 3 mg/ml). Seine Bildung steht unter der Kontrolle von Androgenen. Aus dem Seminalplasma wurde das PSA zuerst im Jahre 1979 von Wang isoliert. Darüber hinaus findet sich Prostataspezifisches Antigen, wenn auch in sehr geringen Mengen, in anderen (Drüse-)Geweben, so etwa in den Brustdrüsen, der Schilddrüse sowie in den Speicheldrüsen, den Lungen, den Hoden und in der Gebärmutter. Mittlerweile ist PSA zum wichtigsten Marker in der Urologie geworden und ist der empfindlichste Parameter in der Diagnostik des Prostatakarzinoms. PSA gilt als Gewebe- marker, nicht als reiner Tumormarker, da es naturgemäß auch beim Prostata-Gesunden nachweisbar ist, beziehungsweise auch bei der gutartigen Prostatavergrößerung [der sogenannten benignen Prostata- hyperplasie (BPH)] erhöht sein kann.

[8] Die Urethrozystoskopie (Harnröhren- und Blasenspiegelung) ist eine urologische Untersuchung der Harnblase, bei der mit einem speziellen Endoskop, dem Zystoskop (Blasenspiegel), die Harnblase untersucht wird. Beim Mann wird immer die Harnröhre mit untersucht.

**Aurachirurgie**: In der Prüfung der karmischen Muster zeigt sich eine Pfählung im Vorleben, die fachgerecht aurachirurgisch aufgelöst wird.

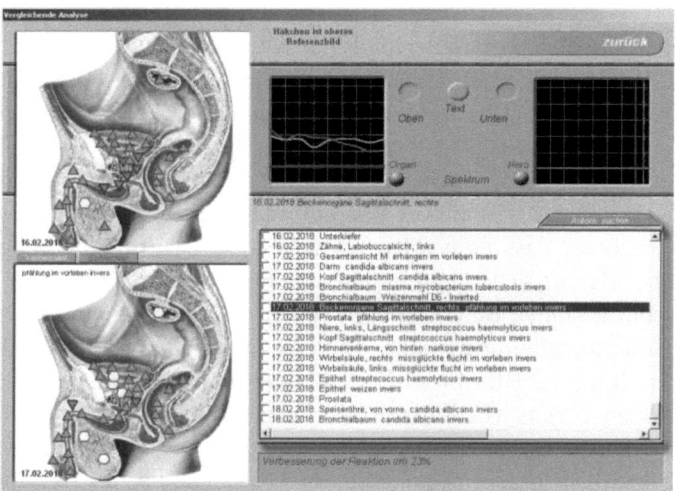

***Abb. 122:*** *Becken Sagittalschnitt: Es zeigt sich eine diskrete energetische Schwäche, bei Invertierung von Pfählung im Vorleben kommt es zu einer Verbesserung des energetischen Befundes um 23%.*

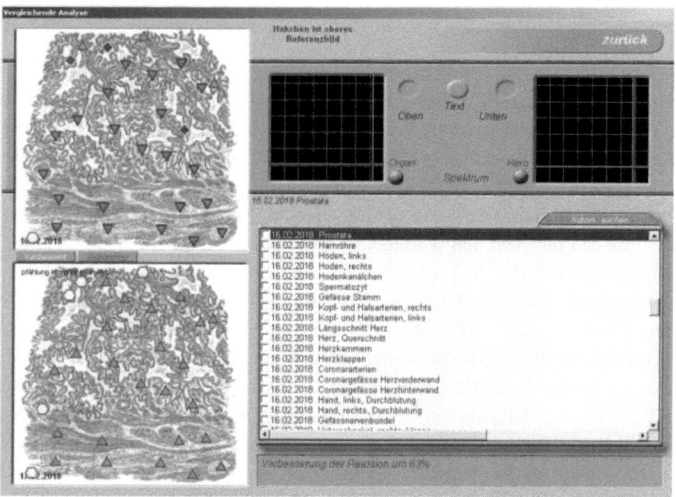

***Abb. 123:*** *Prostatagewebe: Bei Invertierung von Pfählung im Vorleben kommt es zu einer Verbesserung des energetischen Befundes um 63%.*

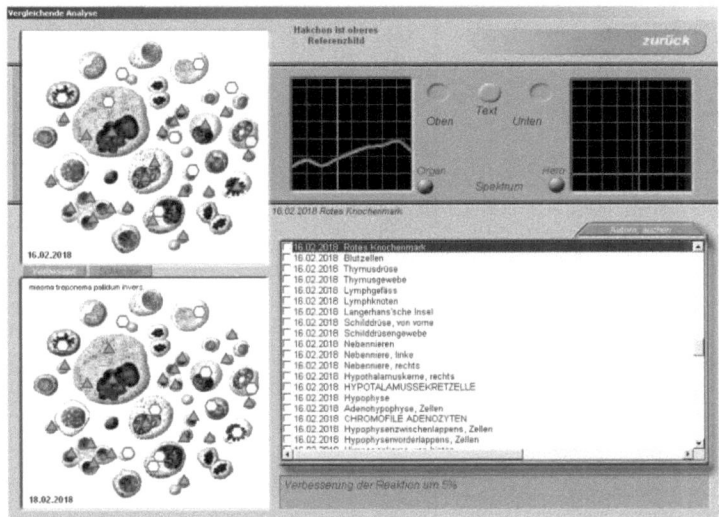

**Abb. 124:** *Rotes Knochenmark: Bei Invertierung von Miasma Treponema palli-dum kommt es zu einer Verbesserung des energetischen Befundes um 5%.*

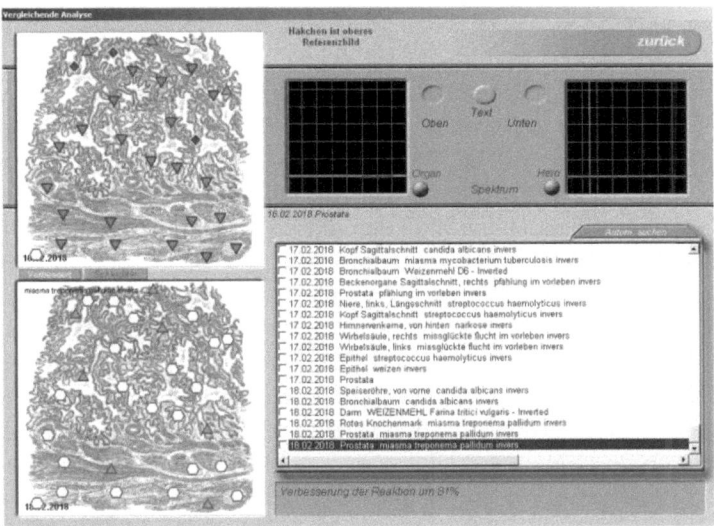

**Abb. 125:** *Prostatagewebe: Bei Invertierung von Miasma Treponema pallidum kommt es zu einer Verbesserung des energetischen Befundes um 81%.*

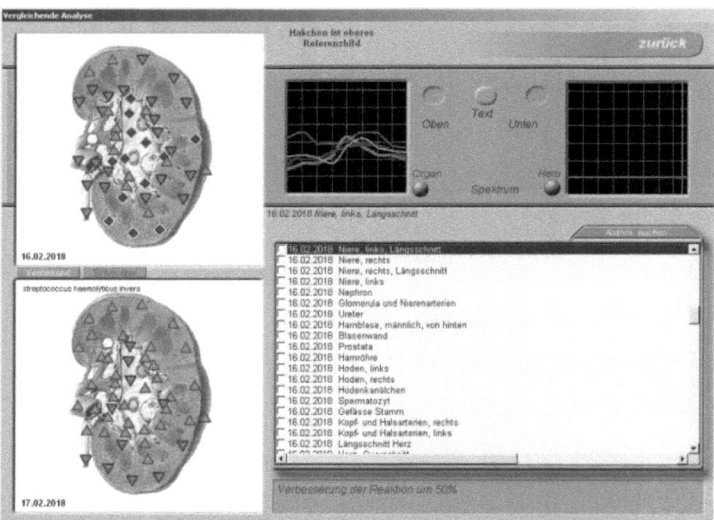

***Abb. 126:*** *Niere links: Deutliche energetische Schwäche in Form von zahlreichen dunklen Markierungen: Bei Invertierung von Streptococcus haemolyticus kommt es zu einer Verbesserung des energetischen Befundes um 50%. Der Patient berichtet dazu passend von zahlreichen Halsentzündungen und Tonsillitiden in den vergangenen Jahren.*

**Bewertung:** Es besteht eine karmische Belastung durch eine Pfählung im Vorleben mit einer entsprechenden Auswirkung auf die Prostata. Zusätzlich findet sich aber auch noch eine energetische Belastung durch das Miasma von Treponema pallidum. Auf dem Roten Knochenmark beträgt der Wert nur 5%, was zwar kein Tumorausschluss, jedoch ein Indikator dafür ist, dass es sich nicht um ein Malignom handeln dürfte. Im Gegensatz dazu zeigt sich lokoregional aber auf der Prostata eine erhebliche Differenz durch die Invertierung des Miasmas von Treponema pallidum, was die gerade gemachte Aussage erheblich relativiert. Aus dieser Casuistik lernt man: Selbst wenn die miasmatische Belastung auf dem Roten Knochenmark vermeintlich gering ausgeprägt ist, sollte der Aurachirurg in jedem Fall trotzdem auch lokoregional auf dem betreffenden Organ noch prüfen, ob dort eine unter Umständen deutlichere energetische Belastung in der NLS-Analyse zu finden ist. Die Belastung durch Miasma Treponema pallidum wird durch eine homöopathische Ausleitungsbehandlung aufgehoben. Aus aurachirurgischer Erfahrung ist bekannt, dass die energetisch-informatorische Belastung durch das Miasma Treponema pallidum als Selbstzerstörungsmechanismus im Körper wirkt, der typischerweise bei Tumorpatienten gefunden wird. Leitet man diese Belastung durch eine homöopathische Therapie aus, was in der Folge in der NLS-Analyse auch direkt als Verschwinden der energetischen Belastung gemessen werden kann, so verschwindet auch der zerstörerische Impuls zur Tumorbildung. Als Ursache für die Mikrohämaturie kann eine Belastung durch Streptococcus haemolyticus ausgemacht werden. Auch hier wird eine homöopathische Ausleitungstherapie eingeleitet. Die Prostata wird schließlich noch aurachirurgisch behandelt: Der Patient geht in Resonanz, sobald der Aurachirurg anhand einer Abbildung im Anatomieatlas, der auf dem Schoß des Patienten liegt, mit der chirurgischen Sonde auf das Prostatagewebe drückt. Es erfolgt die virtuelle Exzision von überschüssigem Prostatagewebe mit dem Skalpell, indem die physiologischen anatomischen Konturen der Prostata mit dem Skalpell „nachgefahren" werden. Danach führt der Aurachirurg noch eine virtuelle Koagulation von Prostatagewebe mit dem roten Laser durch und initiiert die Heilung des Prostatagewebes durch Aufsetzen der 432-Hz Stimmgabel. Der Patient spürt all diese Maßnahmen während der Behandlung im Prostatabereich, d.h. im Bereich des Beckenbodens und beschreibt, dass er auch noch Stunden nach der Behandlung dies durch einen wohltuenden Druck weiter verspürt. In der Folge kommt es zu einer positiven Entwicklung, indem das nächtliche Wasserlassen seltener wird. Der bereits vereinbarte Termin zur 3. Probepunktion der Prostata in der folgenden Woche wird wahrgenommen, und diesmal ergibt sich ein pathologischer histologischer Befund mit zwei malignen Herden, einer geringer maligne, der andere höhergradig. Das bedeutet, dass die oben geäußerte Relativierung zum Ausschluss eines Prostatacarcinoms richtig ist, die lokoregionale energetisch-informatorische Belastung mit dem Miasma von Treponema pallidum deutet bereits auf eine entsprechende Malignität hin.

14 Tage nach der Erstanalyse und nach der Prostatabiopsie wird nochmals eine Kontroll-NLS-Analyse durchgeführt: Hier zeigt sich, dass sowohl die karmische Belastung durch die Pfählung im Vorleben als auch die miasmatische Belastung durch Treponema pallidum keine Rolle mehr spielen, beide Belastungen sind vollständig verschwunden. Jedoch zeigt die Prostata nun eine feinstoffliche Belastung durch die Biopsie selbst an: Bei Invertierung von „Belastung durch Biopsie" zeigt sich eine Verbesserung des energetischen Befundes um 24%. Der Patient wird in der Folge operiert und prostatektomiert. Man könnte an dieser Stelle formulieren: Die energetisch-informatorische Auslöschung der miasmatischen Belastung sowie die Behandlung der karmischen Belastung durch die Pfählung im Vorleben sind zu spät gekommen. Nach aurachirurgischer Erfahrung bleibt die feinstoffliche Behandlung dennoch relevant, denn die im Hintergrund schwelenden Belastungen fallen weg und die Rezidivneigung wird dadurch verringert. Und auch die durchgeführte aurachirurgische Operation ist nicht ohne Wert: Erfahrungsgemäß verlaufen entsprechende reale Operationen komplikationsfreier.

# Angst

**Anamnese**: Die 53-jährige Patientin kommt wegen eines Hexenschusses in die Behandlung. Immer wieder schieße es ihr in den Rücken, diesmal besonders schlimm. Eine Ausstrahlung der Schmerzen in die Beine habe sie keine, der Hauptschmerz finde sich im Gesäß.

**Aurachirurgie**: In der aurachirurgischen Exploration finden sich keine karmischen Muster.

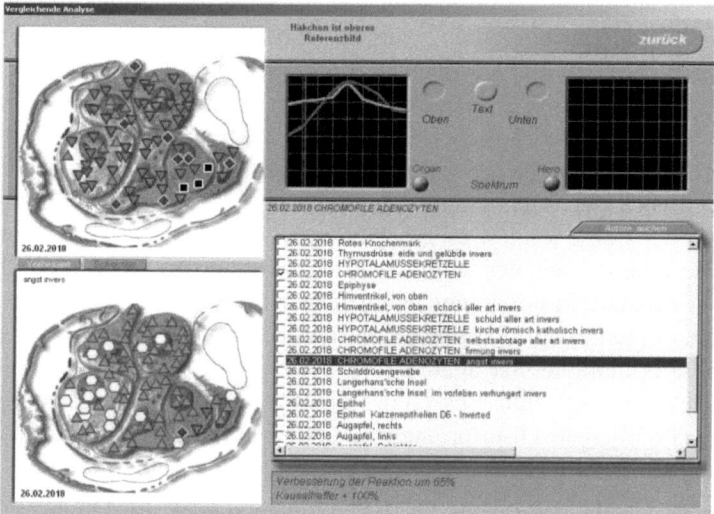

*Abb. 127: Deutliche energetische Störung auf den chromophilen Adenozyten, bei Invertierung von Angst zeigt sich eine Verbesserung des energetischen Befundes um 65 % bei 100% Kausaltrefferquote. Die Patientin berichtet angesichts des Befundes von ihren doch erheblichen Ängsten, die sie im anamnestischen Gespräch zunächst nicht thematisiert hatte: Sie sei allein erziehend, mache sich Sorgen um die kranke Mutter und die eigene Zukunft mit ihrer Tochter. Häufig schlafe sie deshalb auch schlecht. Als die Patientin diesen so deutlichen Befund auf den chromophilen Adenozyten sieht und die dazugehörigen Erläuterungen des Aurachirurgen hört, ist sie tief beeindruckt und geradezu schockiert.*

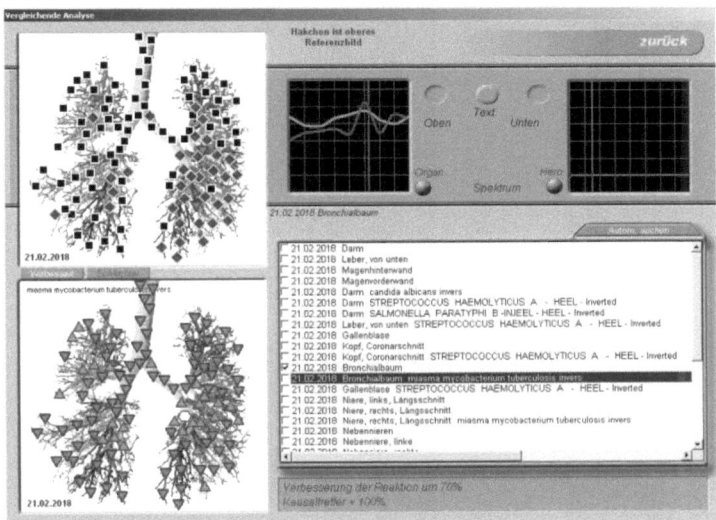

**Abb. 128:** *Schwere energetische Störung auf dem Bronchialsystem, bei Invertierung von Miasma Mycobacterium tuberculosis zeigt sich eine Verbesserung des energetischen Befundes um 70%.*

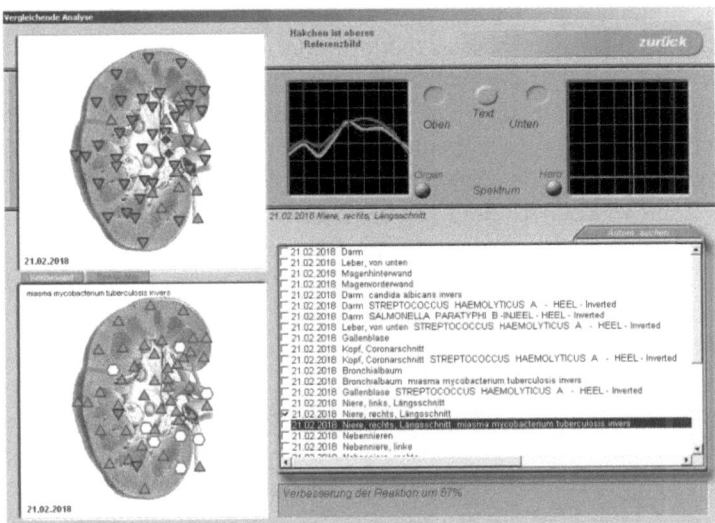

**Abb. 129:** *Energetische Störung auf der rechten Niere, bei Invertierung von Miasma Mycobacterium tuberculosis zeigt sich eine Verbesserung des energetischen Befundes um 57%.*

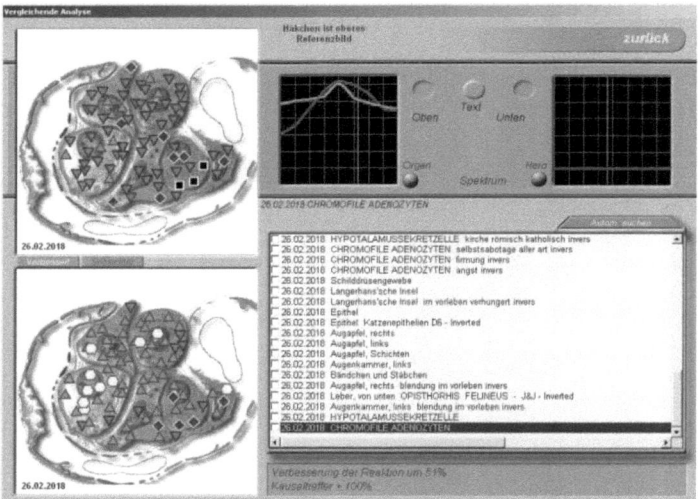

***Abb. 130:*** *Energetischer Befund nach Durchführung der aurachirurgischen Auf-lösungsprozedur: Im Vergleich zu vorher hat sich die energetische Situation um 51% verbessert, bei einer Kausalitätstrefferquote von 100%.*

**Bewertung:** Seelische Befindlichkeiten zeigen sich nach aurachirurgischer Erfahrung sehr gut auf den chromophilen Adenozyten, wie das auch im vorliegenden Fall eindrucksvoll gezeigt werden kann. Aus der TCM ist der Zusammenhang zwischen der Emotion der Angst und dem Nierenmeridian innerhalb des Elements Wasser bekannt. Dass die Niere im vorliegenden Fall durch das Miasma Mycobacterium tuberculosis energetisch so stark belastet ist, passt gut ins Bild. Die Angst zeigt sich auch direkt auf den chromophilen Adenozyten mit einem deutlichen energetischen Befund. Es wird eine aurachirurgische Auflösungsprozedur mit Urkunde und Auflösungsspruch durchgeführt, was die Patientin deutlich entlastet. Bei der Nachprüfung ergibt sich entsprechend auch ein verbesserter energetischer Zustand. Im weiteren Verlauf bleibt die Patientin deutlich zuversichtlicher und auch die Rückenschmerzen gehen deutlich zurück, weshalb hier von einer psychosomatischen Belastungsreaktion mit entsprechenden Rückenschmerzen auszugehen ist. Diese Konstellation findet sich häufig: Seelische Last drückt auf den Schultern und führt zu Rückenproblemen. Sind die seelischen Nöte gelindert, wird auch die Rückensymptomatik besser. An dieser Stelle muss man feststellen: Ohne die NLS-Analyse mit dem deutlichen Belastungsbefund auf den chromophilen Adenozyten wäre der Arzt wohl nicht so leicht auf das zugrunde liegende Problem gestoßen, sondern hätten sich unter Umständen viel zu sehr auf die morphologische Behandlung des Rückenleidens konzentriert.

# Kopfbeweglichkeit eingeschränkt

**Anamnese**: Die 53-jährige Patientin kommt wegen einer Vorwölbung der Wirbelsäule im Halsbereich mit einer Einschränkung der Kopfbeweglichkeit in die Behandlung mit der Frage, ob man da „aurachirurgisch etwas machen könne".

**Aurachirurgie**: In der aurachirurgischen Exploration findet sich ein schweres Sklavenjoch mit einer deutlich eingeschränkten Drehbarkeit des Kopfes zu beiden Seiten. Nach Straffung der Gewebsstrukturen an den Schultern kann der Kopf plötzlich deutlich besser gedreht werden, die Patientin kann den Umfang der Verbesserung gar nicht fassen. Auch die Hände und Beine sind durch die Fesseln stark in ihrem Bewegungsumfang eingeschränkt. Nach aurachirurgischer Entfernung der Fesseln ist der Befund auch hier deutlich verbessert.

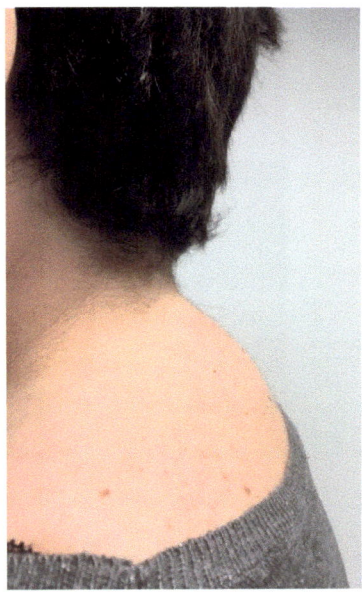

*Abb. 131:* Im Volksmund genannter Witwenbuckel, der im Zusammenhang mit dem karmischen Muster des Sklavenjochs häufig gefunden werden kann.

**Bewertung:** Viele Frauen haben einen solchen „Witwenbuckel", und in fast allen Fällen findet sich als karmische Belastung ein massives Sklavenjoch in der Aura.

# Lähmung medikamenteninduziert

**Anamnese**: Patientin, 59 Jahre alt, hatte vor 14 Jahren Brustkrebs rechts mit einer operativen Exzision des Knotens. Seit fünf Jahren Knochenmetastasen. Seitdem Chemotherapie mit Capecitabin Tabletten. Seit sechs Wochen drastische Verschlechterung des Allgemeinzustandes, motorische Schwäche in den Armen und Beinen, Frage nach Polyneuropathie oder Nervenschädigung durch das Zytostatikum.

**Aurachirurgie**: Bei Untersuchung Druckschmerzhaftigkeit an Le3, Di4, Gb31. Patientin kann nur mit Mühe mit einem Rollator gehen. Keine Druckschmerzhaftigkeit auf Ni1, was insofern von Bedeutung ist, als eine energetische Nierenschwäche nach TCM-Logik typischerweise zu allgemeiner Schwäche führt. Kein Appetit, Müdigkeit, Schlafstörungen, schwere Herpesbläschen-infektion, die sich seit 4 Wochen in Abheilung befinden.

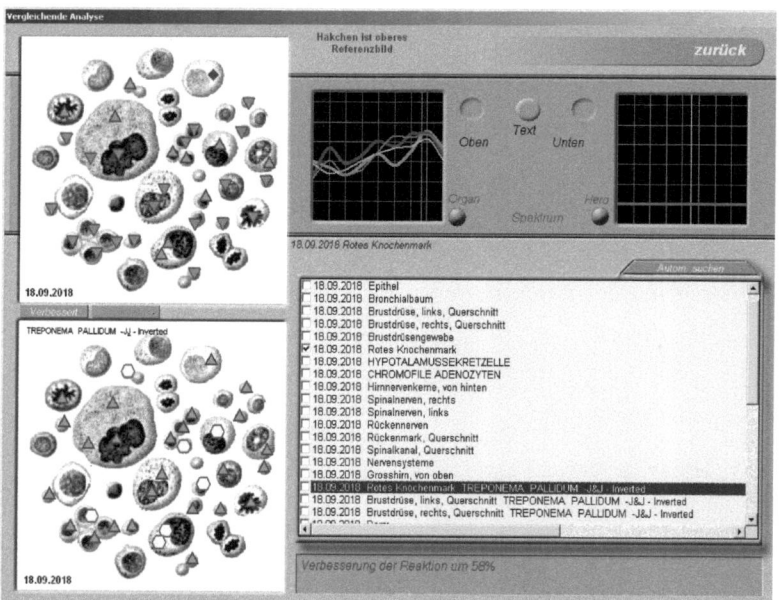

***Abb. 132:*** *Rotes Knochenmark: Energetische Störung, bei Invertierung von Treponema pallidum Verbesserung der Reaktion um 58%. Somit besteht eine deutliche Vorbelastung durch das für Tumorerkrankungen typische Miasma der Syphilis, was bei Tumorerkrankungen. Als psychische Komponente der damaligen Erkrankung gibt die Patientin die Trennung von ihrem Ehemann an.*

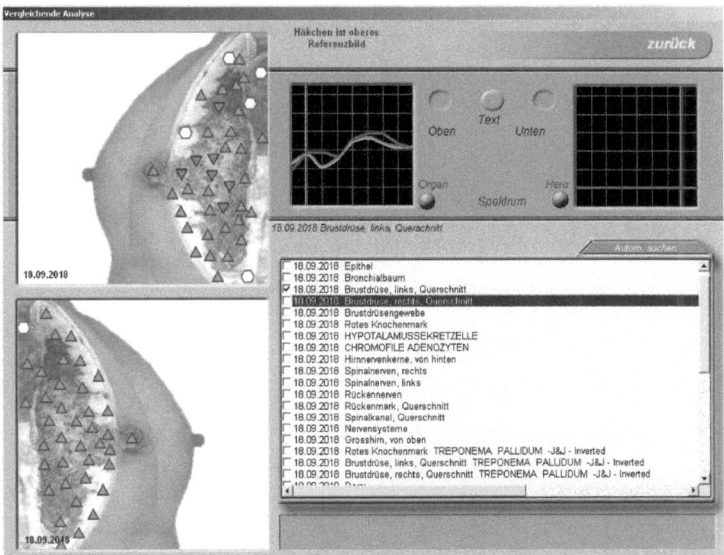

**Abb. 133:** *Brustdrüsen: Interessanterweise ist die damals erkrankte rechte Brust energetisch besser als die bislang nicht erkrankte Brust.*

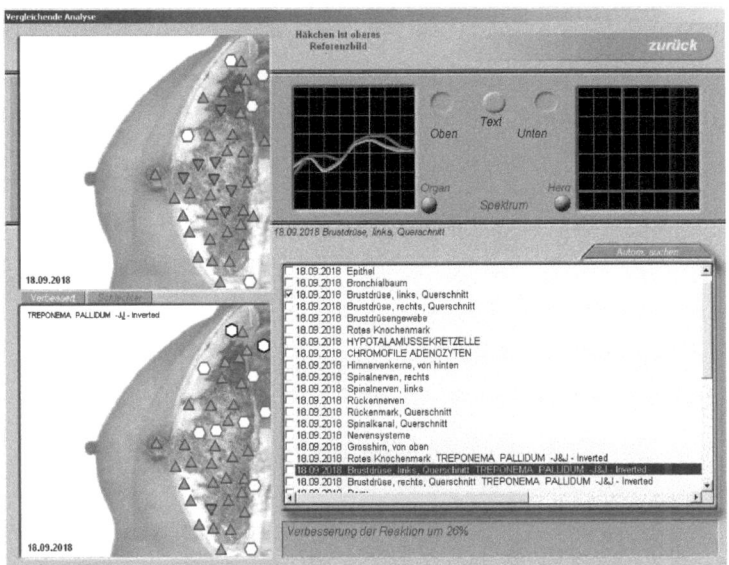

**Abb. 134:** *Brustdrüse links: Energetische Störung, bei Invertierung von Treponema pallidum Verbesserung der Reaktion um 26%.*

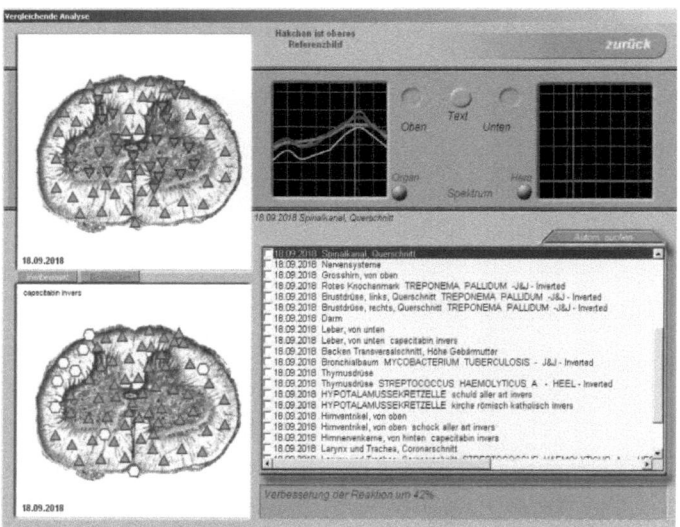

***Abb. 135:*** *Spinalkanal Querschnitt: Energetische Störung, bei Invertierung von Capecitabin kommt es zu einer Verbesserung der Reaktion um 42%.*

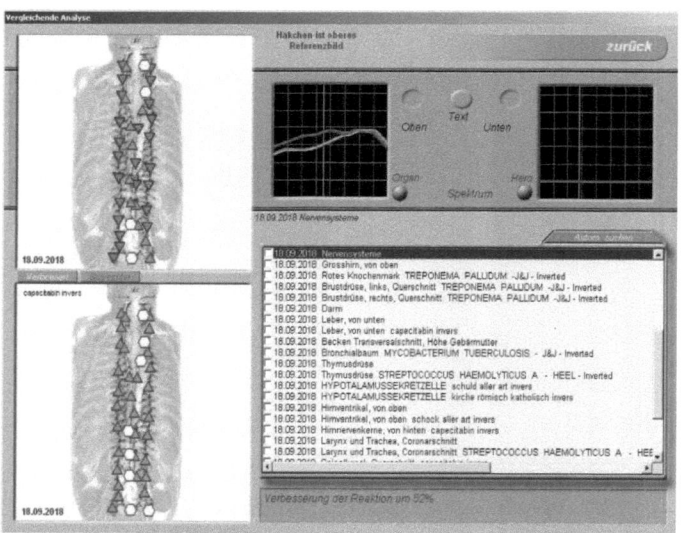

***Abb. 136:*** *Nervensystem: Energetische Störung, bei Invertierung von Capecitabin Verbesserung der Reaktion um 52%.*

**Bewertung:** Ganz offensichtlich besteht eine deutliche energetische Störung durch Capecitabin auf den Nervenstrukturen als medikamentöse Nebenwirkung.

# Über den Autor

Dr. med. Mathias Künlen.

Studium der Humanmedizin an der LMU in München.

Studium der Informatik an der Fachhochschule München.

Deutsches medizinisches Staatsexamen 1988.

US amerikanisches medizinisches Staatsexamen FMGEMS 1989.

Facharzt für Neurologie seit 1994.

Gründer und Vorstand der Softmark AG Grünwald, Softwareentwicklung im Bereich des Cognitive Computing.

Gründer des IFA Institut für Aurachirurgie AG, Fürstentum Liechtenstein.

Shotokan Karate 1. DAN im DKV Deutscher Karateverband.

Kyusho Jitsu 1. DAN im DKV Deutscher Karateverband.

Für eine Kontaktaufnahme schicken Sie bitte eine E-Mail an

info@aurachirurgie.me

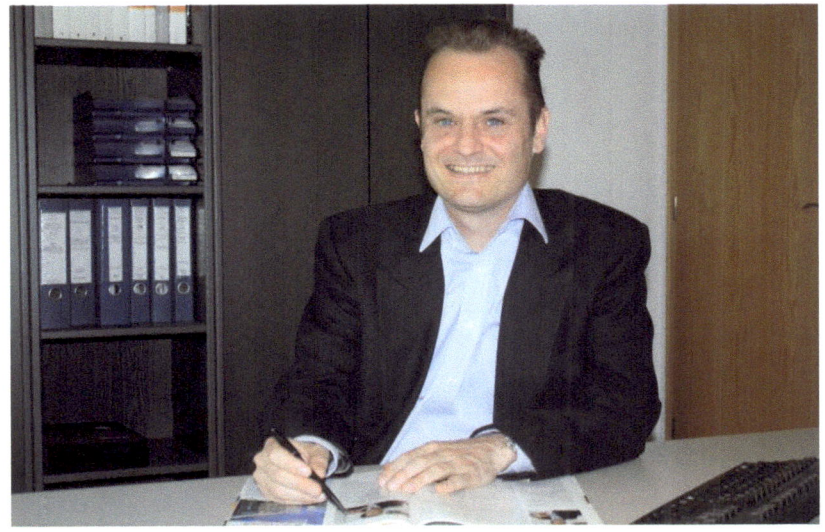

# Index